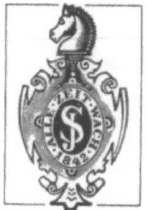

Rudolf Virchow

Die Sections-Technik

im Leichenhause des Charité-Krankenhauses
mit besonderer Rücksicht
auf gerichtsärztliche Praxis

Vierte Auflage

Reprint

Springer-Verlag Berlin Heidelberg New York

Reprint 1977

ISBN-13: 978-3-540-08089-3   e-ISBN-13: 978-3-642-66568-4
DOI: 10.1007/978-3-642-66568-4

Herstellung: Offsetdruckerei Franz Wolf, 6148 Heppenheim

Die

SECTIONS-TECHNIK

im Leichenhause des Charité-Krankenhauses,

mit besonderer Rücksicht

auf

gerichtsärztliche Praxis

erörtert von

Rudolf Virchow.

Im Anhange

Das preussische Regulativ für das Verfahren der Gerichtsärzte bei den gerichtlichen Untersuchungen menschlicher Leichen vom 13. Februar 1875.

Vierte Auflage.

Mit vier Abbildungen im Text.

Berlin 1893.

Verlag von August Hirschwald.

NW. Unter den Linden 68.

Inhalts-Verzeichniss.

Als ich im Jahre 1844 mit der Assistenz des Prosectors der Charité, Robert Froriep beauftragt wurde, fand ich ein ziemlich ungeordnetes Verfahren in dem damaligen kleinen Leichenhause vor. Nur wenige Sectionen, und diese nur auf besonderes Erfordern, wurden von dem Prosector selbst vorgenommen; die grosse Mehrzahl wurde von den Charité-Chirurgen (den nachmals mit dem Namen der Unterärzte bezeichneten, noch nicht durch das Staatsexamen durchgegangenen jungen Doctoren) ohne alle technische Vorbildung ausgeführt. Protokollirt wurde überhaupt nicht; die betreffenden Notizen wurden erst nach der Section aus der Erinnerung zusammengestellt. Froriep selbst gab nur sehr selten einen Sections-Cursus: ich habe dies nur ein einziges Mal erlebt. Seine Methode war, trotz seiner hervorragenden wissenschaftlichen und manuellen Befähigung, vielleicht sogar wegen dieser Befähigung, jedenfalls wegen ihrer beschränkten praktischen Anwendung, wenig durchgebildet, ja in manchen Beziehungen so ungünstig, dass es schwierig war, dabei etwas zu finden.

So, um nur ein Beispiel anzuführen, hatte er die Gewohnheit, das Rückenmark von vorne oder von hinten her der Länge nach durch einen grossen Sagittalschnitt zu spalten und es in zwei gleiche seitliche Hälften zu zerlegen. Dies war freilich ein sehr eleganter Schnitt, und ihn gut auszuführen, erforderte Uebung und Vorsicht; aber, wenn er auch noch so gut ausgeführt war, so gab es doch nur ausnahmsweise Fälle, in denen dabei etwas herauskam. Die natürliche Folge davon war, dass sich Froriep's Aufmerksamkeit mehr auf die Häute und auf die Nervenwurzeln richtete, dass aber gerade die häufigsten und wichtigsten Veränderungen der weissen und der grauen Substanz unerkannt blieben. Meine Aufgabe, namentlich seitdem ich im Jahre 1846 das Amt des Prosectors erhalten hatte, war daher eine doppelte. Einerseits handelte es sich darum, die Sectionen in eine einzige Hand zu bringen, geordnete Protokolle einzuführen und diese zu sammeln, um brauchbare Summen zu gewinnen. Dies gelang ohne grosse Schwierigkeit, nachdem eine Reihe auffälliger Vorkommnisse gezeigt hatte, dass ohne eine technische Hand geradezu irrthümliche Ergebnisse gewonnen wurden. Sehr bald interessirte sich jeder klinische Lehrer und Abtheilungsdirigent dafür, dass ich die Sectionen machte. Als ich im Jahre 1849 einem Rufe als Professor nach Würzburg folgte, hinterliess ich eine grosse Sammlung zuverlässiger Protokolle. Leider fand ich davon nur wenige Bruchstücke wieder vor, als ich im Jahre 1856 zurückgerufen wurde.

Andererseits war es nothwendig, eine geordnete Methode der pathologisch-anatomischen Untersuchung zu finden und eine bestimmte Technik einzuführen, welche als Regel für die gewöhnlichen Fälle festgehalten werden könne. Eine solche Methode habe ich im Laufe der Jahre ausgebildet; sie ist nun lange genug im Gebrauch, um als erprobt gelten zu können. Sie ist von einem doppelten Gesichtspunkte aus gestaltet worden. Erstens musste sie die möglich vollständigste Einsicht in die Ausdehnung und Natur der Veränderungen aller Organe gestatten. Zweitens musste sie, um die Möglichkeit einer auch für die Unterrichtszwecke brauchbaren übersichtlichen Demonstration zu gewähren, so eingerichtet werden, dass der Zusammenhang der betreffenden Theile möglichst wenig aufgehoben wurde. Es sind dies zwei, bis zu einem gewissen Maasse einander widersprechende Aufgaben. Nichtsdestoweniger haben sie sich in befriedigender Weise lösen lassen.

Es ist hier nicht meine Absicht, diese Methode in allen ihren Einzelheiten auseinanderzusetzen. Bis zu einem gewissen Maasse ist dies geschehen in dem von der Königlichen wissenschaftlichen Deputation für das Medicinalwesen unter dem 6. Januar 1875 aufgestellten, von dem Herrn Minister der geistlichen, Unterrichts- und Medicinalangelegenheiten unter dem 13. Februar desselben Jahres bestätigten Regulativ für das Verfahren der Gerichtsärzte bei den gerichtlichen Untersuchungen menschlicher Leichen, welches hier im Anhange abgedruckt ist.

Freilich entspricht dieses Regulativ nicht in allen Einzelheiten unserer Technik. Es liegt dies zum Theil in der verschiedenen Natur der Aufgaben, welche z. B. in der ganzen äusseren Besichtigung hervortritt; letztere ist für den Gerichtsarzt weit wichtiger, als für den pathologischen Anatomen. Auch hat man es in den Berathungen der Deputation für zweckmässig gehalten, gewisse Veränderungen vorzunehmen, welche eine einfachere und schnellere Handhabung bei den für den gerichtlichen Zweck weniger wichtigen Organen gestatten. Immerhin ist im Ganzen und Grossen das Regulativ ein Ausdruck der durch lange Erfahrung gewonnenen Kenntniss von der zweckmässigsten Einrichtung des Sectionsverfahrens.

Das Bedürfniss, das alte Reglement vom 15. November 1858 zu beseitigen, war nachgerade sehr dringlich geworden. Genau genommen, war dasselbe schon antiquirt, als es erlassen wurde. Ich habe gleich nach dem Erscheinen desselben seine Mängel dargelegt und ganz besonders die Nothwendigkeit betont, dass man, wie überall jetzt, so auch bei der gerichtsärztlichen Section Vollständigkeit der Untersuchung und Genauigkeit in der Methode sowohl der Forschung als auch der Protokollirung verlange, sowie dass man hinterher, aber nicht zum Voraus entscheide, ob etwas zur Sache gehört und als wesentlich angesehen werden muss, oder ob es zufällig und nebensächlich ist[1]). Ueber diese Punkte liess sich schon damals eigentlich nicht streiten. Wenn trotzdem das Regulativ 15 Jahre lang

---

[1]) Deutsche Klinik 1859 Nr. 2. Gesammelte Abhandlungen aus dem Gebiete der öffentl. Med. und der Seuchenlehre. Berlin. 1879. Bd. II. S. 533.

in Kraft geblieben ist, so erklärt sich dies nicht bloss aus
der berechtigten Neigung der Behörden, nicht zu häufig zu
ändern, sondern noch mehr ans der Erkenntniss, dass es nothwendig sein würde, erst eine grössere Zahl gut geschulter
Gerichtsärzte heranzubilden, ehe man Anforderungen stellte,
welche nicht unerheblich über die Grenzen dessen hinaus-
gingen, was man ehedem als genügendes Maass technischer
ärztlicher Bildung betrachtete. Dies galt nicht blos in Bezug
auf die für viele Fälle nothwendige mikroskopische Untersuchung, sondern selbst in Bezug auf die gewöhnliche anatomische Technik bei den Séctionen.

Schon in meinen Erörterungen von 1859 habe ich darauf
hingewiesen, wo die Neuerung liege. Ich sagte damals:
„Noch die lebende Generation kannte die pathologische Anatomie nur als einen Anhang der Klinik. Der Kliniker stellte
in der Regel schon bei Lebzeiten fest, welches Organ Gegen-
stand der Untersuchung sein sollte, und die Autopsie be-
schränkte sich ebenfalls in der Regel auf dieses Organ, oder
behandelte wenigstens alle anderen nur nebenher. Die
klinische Anamnese entschied also über die anatomische Untersuchung. Was dabei herausgekommen
ist, wissen wir Alle. Der wesentlichste Fortschritt des medi-
cinischen Wissen beruht gerade darauf, dass man sich daran
gewöhnte, auch die übrigen Organe genauer zu untersuchen.
Denn man sieht ein, dass man bei der anatomischen Untersuchung nicht weniger thun kann, als bei der klinischen.‟
Ich hätte vielleicht sagen sollen, dass man bei der anatomischen Untersuchung mehr thun müsse, als bei der klinischen, schon aus dem einen Grunde, weil man bei der klinischen in der Regel mehrmals, nicht selten vielmals auf
denselben Fall zurückkommen und, was man bei der einen
Untersuchung unterlassen hat, bei der nächsten oder einer
der folgenden nachholen kann, während die anatomische Untersuchung Alles auf einmal abmachen muss und eine Wieder-
holung unmöglich ist. Aber auch abgesehen davon, ist es
ein grosser Unterschied, ob man überhaupt einem inneren
Theile direct beikommen und ihn in allen Einzelheiten prüfen

kann, oder ob man sich damit begnügen muss, gewisse „Symptome" zu verfolgen und zu verwerthen.

Die gerichtsärztliche Technik, alle Achtung vor der Unabhängigkeit der gerichtlichen Medicin vorausgeschickt, wird sich doch stets der pathologisch-anatomischen anschliessen müssen, denn die letztere ist die allgemeinere, welche mit Fällen aller Art zu thun hat und welche deshalb mehr vor jener Einseitigkeit schützt, durch welche die gerichtsärztliche Praxis nur zu leicht belastet wird. Thatsächlich muss zugestanden werden, dass die gerichtsärztlichen Protokolle in ihrer überwiegenden Mehrzahl eine so auffällige Uebereinstimmung, selbst in der Phraseologie, eine so ganz besondere, nur ihnen geläufige Sprache, einen solchen Mangel an wirklicher Objectivität gezeigt haben, dass es etwas überaus Ermüdendes hatte, eine grössere Zahl davon hinter einander durchzulesen. Viele sahen sich unter einander so ähnlich, dass man hätte glauben können, sie beträfen denselben Fall.

Allmählich ist die Zahl der besser vorgebildeten Aerzte gewachsen. Das Examen für den Norddeutschen Bund und später für das Deutsche Reich hat die pathologische Anatomie als einen besonderen Prüfungsgegenstand anerkannt und mit demselben auch eine Prüfung in der pathologischen Histologie verbunden. Eine mehr eingehende Kenntniss der pathologisch-anatomischen Technik und der Handhabung des Mikroskops ist damit angebahnt, und es konnte daher, nachdem das Prüfungs-Reglement vom 25. September 1869 6 Jahre in Kraft war, wohl an der Zeit sein, auch für das gerichtsärztliche Examen (die Physikatsprüfung) ähnliche Bestimmungen vorzuschreiben und darnach auch das Regulativ für die gerichtsärztlichen Obductionsverhandlungen einzurichten.

Dies ist seitdem geschehen, und die Neuerung hat segensreich auf die Thätigkeit der Gerichte zurückgewirkt. Denn ein nicht geringer Theil der Strafrechtspflege beruht ja eben auf einer correcten und objectiven Untersuchung Seitens der Gerichtsärzte.

In der That hat die Erfahrung gelehrt, dass die grosse Mehrzahl der Fälle, in denen die Gerichte sich genöthigt sehen, Obergutachten der Medicinalcollegien und der wissenschaftlichen Deputation für das Medicinalwesen einzuholen, solche Obductionsverhandlungen betreffen, in welchen die Obducenten durch Ungenauigkeit der Untersuchung oder der Protokollirung den Thatbestand unsicher gemacht haben. Ja, es wäre nicht schwierig, eine grössere Zahl von Beispielen mitzutheilen, in denen durch die Mangelhaftigkeit der Obductionsverhandlung ein an sich klarer und einfacher Fall verdunkelt, ein dunkler gänzlich unverständlich gemacht worden ist. Aus dieser Wahrnehmung erklärte sich die zunehmende Menge der Revisionsbemerkungen, über welche manche Physici sich beklagten; daraus auch die Nothwendigkeit, in das Regulativ für die Leichenuntersuchungen manche Einzelbestimmung aufzunehmen, welche an sich selbstverständlich ist, welche aber doch nicht immer ausgeführt wird. Ist es doch schon vorgekommen, dass erst in Folge der dem Staatsanwalt oder dem Gerichte bekannt gewordenen Revisionsbemerkungen die Verfolgung eines Angeklagten wieder aufgenommen werden konnte, die wegen der mangelhaften Obduction und des sehr willkürlichen Gutachtens der Obducenten längere Zeit hindurch unmöglich gewesen war. Der hinreichend bekannt gewordene Fall Harbaum, wo trotz der tadelnden und bestimmt widerlegenden Revisionsbemerkungen der Wissenschaftlichen Deputation auf Grund eines solchen willkürlichen Gutachtens der Obducenten ein Unschuldiger zu Zuchthausstrafe verurtheilt und erst nach 8jähriger Haft im Zuchthause bei Wiederaufnahme des Verfahrens freigesprochen wurde, mag hier nur kurz erwähnt werden[1]).

Wenn nach solchen Erfahrungen[2]), die sich aus der bei den Physikats-Prüfungen gewonnenen Kenntniss von der üblichen Art der Untersuchung und Betrachtung noch nach verschiedenen anderen Richtungen leicht weiter ausführen liessen,

---

[1]) Vierteljahrsschrift für gerichtl. Medicin und öffentl. Sanitätswesen. 1882. Neue Folge. Bd. XXXVI. S. 193.

[2]) Man vergleiche auch meine Bemerkungen über den Penge-Fall (Ges. Abh. aus dem Geb. der öff. Med. Bd. II. S. 538), sowie die Verhandlungen von Tisza-Eszlar.

das praktische Bedürfniss, feste Vorschriften zu geben, sich
als ein unabweisliches darstellte, so lässt sich für den Unter-
richt und für die Menge der gewöhnlichen Fälle nicht bezweifeln, dass die Feststellung einer constanten Methode
die erste Voraussetzung eines geordneten Verfahrens für die
Leichenuntersuchung ist.

Dieses ist so augenfällig, dass das Vorgehen der preussi-
schen Staatsregierung, ein besonderes Regulativ zu erlassen,
überall Nachahmung gefunden hat. In nicht wenigen Staaten
hat man, vielfach unter ausdrücklicher Anlehnung an das
preussische Regulativ, das Verfahren der Gerichtsärzte an-
geordnet; in anderen, wo die Regierung herkömmlicherweise
den Einzelnen eine grössere Freiheit des Handelns lässt,
haben einzelne Fachleute es übernommen, den Aerzten in
mehr oder weniger selbständiger Bearbeitung die nöthige An-
leitung zu geben. Mit Befriedigung kann ich sagen, dass die
wesentlichsten Gesichtspunkte, die ich aufgestellt habe, auch
von denen, welche es nicht sagen, aufgenommen worden sind
und dass eine weitgehende Verallgemeinerung im Gebrauch
meiner Methode stattgefunden hat.

Es ist selbstverständlich, dass es oft genug Fälle giebt,
in welchen Abweichungen von dieser Methode, nicht nur zu-
lässig, sondern geradezu geboten sind. Die Individualität
des Falles muss die Methode der Untersuchung bestimmen. Aber man muss nicht mit der Individualisirung
anfangen und nicht die Abweichungen von der Regel zum
Gesetz erheben. Der Geübte mag sich eine Abweichung gestatten, wenn er sie begründen kann. Nur muss er sich
dann auch der Motive voll bewusst sein und sie angeben
können.

Dazu gehört aber eine volle und bewusste Kenntniss der Gründe, weshalb die Methode oder die Regel
aufgestellt ist. Die Methode soll nicht mechanisch, sondern planmässig geübt werden, wie sie nicht zufällig, sondern
auf Grund wohl erwogener Erfahrung aufgestellt ist. Wer
diese Gründe kennt, der wird auch beurtheilen können, wann
sie nicht zutreffen und wann eine Abweichung von der Regel

angezeigt ist. So wird es als Regel festzuhalten sein, dass bei Eröffnung der Kopfhöhle zuerst die vorliegenden Theile: harte Hirnhaut, Längsblutleiter, weiche Hirnhaut, Oberfläche der Grosshirnhalbkugeln, der Reihe nach untersucht und beschrieben werden. Aber wenn sich Verwachsungen der harten Hirnhaut mit dem Schädel finden, so ist es zweckmässig, die harte Hirnhaut sofort zu durchschneiden, ehe man noch das Schädeldach abreisst, und dann Schädeldach und daranhaftende Hirnhaut auf einmal abzuheben. Denn wenn man lange und gewaltsame Versuche macht, den Schädel von der noch geschlossenen, adhärenten harten Haut abzulösen, so zerreisst man gewöhnlich die letztere, quetscht das Hirn selbst und erhält so künstlich veränderte Theile, deren ursprüngliche Beschaffenheit zuweilen gar nicht mehr zu ermitteln ist. Da bei Neugeborenen und Kindern dies Verhältniss der Adhärenz das regelmässige ist, so wird man für Neugeborene und Kinder eine regelmässige Abweichung von der bei Erwachsenen richtigen Methode der Schädeleröffnung eintreten lassen, wenn man sich nicht der Gefahr aussetzen will, statt des Gehirns einen Brei zu erhalten. Findet sich bei Erwachsenen ausnahmsweise dieselbe Adhärenz als eine individuelle Erscheinung, so wird auch bei ihnen die abweichende Methode in Anwendung zu bringen sein.

Nichts ist bei einer geordneten, wissenschaftlichen Leichenuntersuchung schwieriger und bedeutungsvoller, als die Einsicht in die Gründe, weshalb eine bestimmte Reihenfolge der einzelnen Untersuchungsacte festgehalten wird. Betrachten wir daher diesen Punkt etwas genauer. Von der Reihenfolge ist der Gang der Untersuchung überhaupt abhängig. Wenn man für die gewöhnlichen Fälle einen bestimmten Gang, eine vorgezeichnete Reihenfolge verlangt, so geschieht dies nicht blos deshalb, weil eine solche Ordnung am sichersten die Vollständigkeit der Untersuchung verbürgt und vor dem Vergessen wichtiger Theile schützt, sondern noch mehr deshalb, weil eine ungeordnete Reihenfolge nur zu leicht die spätere Erhebung bedeutender Befunde unmöglich macht. Erne planlose Untersuchung zerstört künstlich und vorzeitig die vorhandenen Körperzustände. Nehmen wir einige Beispiele. Der Stand des Zwerchfells ist für viele Untersuchungen von hervorragender Wichtigkeit. Eröffnet man die Brusthöhle vor der Bauchhöhle oder auch nur gleichzeitig mit der Bauchhöhle, oder stellt man nach primärer Eröffnung der Bauchhöhle den Stand des Zwerchfells nicht fest, bevor man die Brusthöhle eröffnet, so ist es nachher überhaupt nicht mehr möglich. In der älteren Zeit, als die Kliniker durch ihre Assistenten oder Unterärzte die Sectionen machen liessen, war der Gebrauch fast allgemein, dass man schon vor dem Hinzutritt des ärztlichen Personals Brust- und Bauchhöhle durch einen Anatomiediener öffnen liess. Man wollte eben Zeit und Mühe ersparen. In der gerichtsärztlichen Praxis zeigte sich bald, dass man bei dieser Behandlung den Zustand des Thorax und seiner Organe nicht correct bestimmen konnte. Namentlich bei Neugeborenen, bei denen sich das erste Interesse in der Frage nach der stattgehabten Athmung, und nicht bloss nach der Athmung überhaupt, sondern auch nach der Grösse derselben concentrirt, muss nothwendig der Stand des Zwerchfells ermittelt werden. Daher kam die Vorschrift, zuerst die Bauchhöhle zu eröffnen; das Regulativ von 1858 war in dieser Beziehung ganz correct. Es bestimmte in § 17 sub a.:

„Es ist schon nach Eröffnung der Bauchhöhle der Stand des Zwerchfells nach der entsprechenden Rippe zu beachten, zu dessen richtiger Ermittelung bei Neugeborenen überall die Bauchhöhle zuerst und dann erst die Brust- und Kopfhöhle zu eröffnen sind."

Unglücklicherweise wurde aber diese so richtige Bestimmung durch die kurz vorhergehenden Worte unklar. Es hiess nämlich:

„Es ist die Athemprobe anzustellen und zu diesem Zweck

a) schon nach Eröffnung der Bauchhöhle u. s. w."

Dieser Eingang war ganz unzutreffend. Denn der Stand des Zwerchfells ist nicht zum Zwecke der Athemprobe fest-

zustellen, da ja Athemprobe und Stand des Zwerchfells co-
ordinirte Mittel zur Feststellung der stattgehabten Athmung
sind, der Stand des Zwerchfells aber nicht bloss von der
Respiration, sondern auch von dem jeweiligen Inhalt der
Brusthöhle abhängig ist.

Noch schlimmer war die Zweideutigkeit in der Wahl
des Ausdruckes: „Eröffnung". An sich ist freilich Eröffnung
nicht gleichbedeutend mit Section; aber viele Gerichtsärzte
nahmen Eröffnung in dem Sinne von Section, und statt nach
Eröffnung der Bauchhöhle und Feststellung des Standes des
Zwerchfells sich sofort an die Eröffnung und Section der
Brusthöhle zu machen, vollendeten sie die Section der
Bauchhöhle, ehe sie auch nur die Brusthöhle eröffneten. Ja, diese schlechte Praxis wurde so allgemein,
dass die Medicinalcollegien in ihren Revisionsbemerkungen es
tadelten, wenn hier und da ein besser geschulter Physicus
die Section der Bauchhöhle vertagte, bis die Brusthöhle
untersucht war.

Was ist aber die Folge einer solchen Priorität der Section der Bauchhöhle? Ich will annehmen, dass bei der Herausnahme der Milz, des Magens und der Leber das Zwerchfell nicht angeschnitten worden ist, obwohl es häufig genug
geschieht, aber das ist doch ganz unvermeidlich, dass bei
der Durchschneidung der Lebervenen (bei Herausnahme der
Leber) und bei der besonders vorgeschriebenen Eröffnung
der unteren Hohlvene das Blut theilweise oder, wenn es
nicht geronnen ist, ganz aus der rechten Vorkammer durch
die eröffneten grossen Venenstämme zurückfliesst und sich
entleert. Kommt man nachher an die Brusthöhle, so
findet man möglicherweise die rechte Vorkammer und
mit ihr das rechte Herz zusammengefallen, blutarm oder
gar blutleer, wo es bei geordneter Untersuchung vielleicht gerade gefüllt hätte erscheinen sollen. Wie oft ist
hierdurch der Befund alterirt, das Gutachten gefälscht
worden!

Daher schreibt das jetzige Regulativ vor, was ich seit
Jahren gelehrt habe, dass die Bauchhöhle allerdings zuerst

eröffnet, aber nicht zuerst secirt werde. Zunächst ist nichts erforderlich, als dass der Stand des Zwerchfells, die Lage der Organe, die Farbe der vorliegenden Theile und der etwa vorhandene ungehörige Inhalt der Bauchhöhle bestimmt werde. Dann ist sofort an die Brusthöhle zu gehen, es sei denn, dass ein zwingender Grund vorhanden ist, von der Regel abzuweichen. Als ein solcher zwingender Grund ist stets der Verdacht auf Vergiftung anerkannt worden, da in diesem Falle der Magen Mittelpunkt der ganzen Untersuchung ist und alle Vorsichtsmaassregeln darauf gerichtet sein müssen, ihn nebst seinem Inhalte unverkürzt und unverändert in die Gewalt des Gerichts zu bringen.

Die Vorschrift, in der Regel die Section der Bauchhöhle erst nach der Section der Brusthöhle, dagegen die Eröffnung der Bauchhöhle und die Constatirung der allgemeinen Verhältnisse derselben schon vor der Eröffnung der Brusthöhle vorzunehmen, hat in dem jetzigen Regulativ gewisse veränderte Anordnungen in Bezug auf die äussere Gestalt des Obductionsprotokolls nothwendig gemacht, an welche sich die Gerichtsärzte nur schwer gewöhnt haben. Darüber ist es jedoch nicht nöthig, weiter zu sprechen. Dagegen ist es, wie mir scheint, nicht überflüssig zu erwähnen, warum die Constatirung der allgemeinen Verhältnisse der Bauchhöhle der Eröffnung der Brusthöhle vorangehen soll.

Das Regulativ bestimmt in dieser Beziehung im § 18 Alinea 2 Folgendes:

„Dabei ist sofort die Lage, die Farbe und das sonstige Aussehen der vorliegenden Eingeweide, sowie „ein etwa vorhandener ungehöriger Inhalt anzugeben, „auch durch Zufassen mit der Hand der Stand des „Zwerchfells zu bestimmen."

Dass die ursprüngliche Lage der Baucheingeweide nicht mehr genau bestimmt werden kann, wenn die Brusthöhle eröffnet und die vorderen Anheftungen des Zwerchfells in grosser Ausdehnung durchschnitten sind, ist klar. Je weiter die Untersuchung der Brusthöhle fortschreitet, je mehr Organe aus derselben herausgenommen, je mehr Verbindungen des

Zwerchfells mit Theilen der Brusthöhle zerschnitten werden,
um so mehr wird das Zwerchfell lose, um so stärker verschieben sich Baucheingeweide gegen die Brusthöhle hin. Tritt
nun bei der weiteren Untersuchung irgend ein Verhältniss
hervor, welches vorher nicht bemerkt wurde und welches eine
Vergleichung der Lage der Baucheingeweide im Verhältniss
zu verletzten Theilen der Körperwandlungen erforderlich macht,
handelt es sich darum, die gegenseitige Lage zweier Baucheingeweide zu einander zu prüfen, so ist dies mit Sicherheit nicht mehr ausführbar. Ich erinnere nur an die nicht
seltenen Fälle, in denen beginnende Peritonitis gefunden
wird und in denen ermittelt werden muss, ob diese Peritonitis durch eine traumatische Einwirkung hervorgerufen
oder durch einen pathologischen Vorgang in einem der
Baucheingeweide selbst erzeugt ist. Liegt die Stelle, wo
die Zeichen einer solchen noch begrenzten Peritonitis hervortreten, nicht sofort bei Eröffnung der Bauchhöhle zu Tage,
so wird der ursächliche Zusammenhang kaum noch festzustellen sein, wenn vor dem Aufsuchen der fraglichen Stelle
wesentliche Lageveränderungen der Eingeweide herbeigeführt
worden sind.

In Bezug auf die Farbe ist zunächst daran zu erinnern,
dass die Farbe vieler Theile allerdings fast allein durch das
Blut bestimmt wird, dass es jedoch auch nicht wenige Organe giebt, deren Gewebe, ganz abgesehen von dem Blut,
eine selbständige Farbe besitzt, d. h. durch specifische Farb-
stoffe (Pigmente) gefärbt ist. Dahin gehören die Muskeln,
die Milzpulpa, die Leber, die Hoden, zum Theil die Haut
und in gewissem Sinne die Lungen. Hier setzt sich demnach die Farbe jedesmal aus zwei Elementen: der Blut-
farbe und der Gewebs- (Parenchym-) Farbe zusammen, und der beschreibende und protokollirende Arzt muss
sich darüber klar werden, welches dieser beiden Elemente
oder ob vielleicht beide in Betracht kommen. Dazu kann
unter krankhaften Verhältnissen noch ein drittes Element
treten, nämlich die Einlagerung irgend welcher gefärb-
ter Theile z. B. von Eiter, Galle, Extravasat u. s. w.

Immerhin ist die Hauptsache die Feststellung der durch intravasculäres Blut bedingten Färbung. In dieser Beziehung ist hervorzuheben, dass die Meinung noch jetzt sehr verbreitet ist, man könne an der hochrothen oder hellrothen Farbe das arterielle Blut, also auch die arteriellen Gefässe, an der Leiche, wie am Lebenden, erkennen. Diese Meinung beruht, wie ich zuerst nachgewiesen habe, auf einem Grundirrthum. Alles arterielle Blut in einer Leiche sieht dunkelroth aus. Dies gilt ebenso sehr von dem Blute der Lungenvenen und des linken Herzens, wie von dem der Aorta und der peripherischer Arterien. Wer jemals die grossen Arterien an der Hirnbasis, die ihrer relativ oberflächlichen Lage wegen so bequem für die Betrachtung sind, mit Aufmerksamkeit angeschaut, wer ihr blaurothes, durchweg venöses Aussehen sich eingeprägt hat, oder wer jemals das Blut der linken Vorkammer des Herzens, welches zuletzt von der Lunge hergekommen ist und welches zuletzt geathmet hat, bei solchen Personen, die nicht an Erstickung gestorben sind, angesehen und dessen schwarzrothe Färbung wahrgenommen hat, der sollte auf immer von dem Irrthum geheilt sein, dass es in einer Leiche hellrothes arterielles Blut gebe. Mit Ausnahme der Lunge selbst, und zwar einer solchen, welche mit Luft gefüllt ist, wo also noch nach dem Tode eine gewisse Sauerstoffaufnahme stattfinden kann, sieht kein frisch blossgelegter Leichentheil hellroth aus. Und selbst in der Lunge ist dies gewöhnlich nicht in dem Maasse der Fall, wie man wohl annimmt. Denn hier ist es die vielfache Durchsetzung des bluthaltenden Gewebes mit lufthaltenden Alveolen, wodurch, wie bei jeder Schaumbildung, eine weissliche Färbung entsteht, die, auch mit Dunkelroth gemischt, einen hochrothen Farbenton giebt. Man sieht dies sehr schön an den Lungen Neugeborner.

Es versteht sich daher von selbst und es kann überdies in den einzelnen Fällen gewöhnlich direct bewiesen werden, dass man an keinem Theil eines Eingeweides einer Leiche eine arterielle Injection an der Farbe des Theils zu erkennen vermag. Selbst bei hohen Graden ar-

terieller Injection kann ein Theil ebenso blauroth oder schwarzroth aussehen, wie bei venöser
Hyperämie. Wer sich darüber unterrichten will, der
möge sich nur an die Nieren machen, wo die Malpighischen
Knäuel, also rein arterielle Theile, bei starker Füllung ihrer
Gefässe als fast schwarzrothe Punkte oder Körnchen mit
blossem Auge oder mit einer einfachen Loupe leicht sichtbar sind.

Aber das Blut verliert mit dem Tode des Indi-
viduums die Fähigkeit nicht, Sauerstoff aufzunehmen und damit ein arterielles Aussehen, d. h. eine hochrothe
Färbung zu gewinnen. Freilich gilt dieser Satz nicht ohne
Einschränkung, denn es giebt besondere Fälle, in denen das
Blut schon vor dem Tode eine sehr verminderte Fähigkeit
zur Sauerstoffaufnahme besitzt, und andere, wo es nach dem
Tode sich so verändert, dass es diese Fähigkeit gänzlich verliert. In beiden Fällen ist aber auch das arterielle Blut in
derselben Lage. Umgekehrt besitzt auch in den gewöhnlichen
Fällen das venöse Blut der Leiche die Fähigkeit der Sauerstoffaufnahme. So kann es geschehen, dass ein mit venöser
Hyperämie behafteter Theil, welcher der Luft ausgesetzt
wird, in einiger Zeit hochroth wird und das Aussehen einer
artiellen Injektion darbietet. Natürlich verändern grössere
und stark gefüllte Venen sich weniger leicht und schnell,
als kleine: daher ist der häufigste Ort der Verwechselung
dasjenige Venennetz, welches sich zunächst aus den Venenwurzeln zusammensetzt.

Wie viele irrige Urtheile sind durch Mangel an Verständniss dieser so einfachen Verhältnisse schon herbeigeführt
worden! Wie oft hat man eine Reizung oder geradezu
eine Entzündung bloss aus einer hochrothen Färbung der
Theile oder aus einer hochrothen Injection der kleinen Gefässe abgeleitet, während doch diese Färbung sich erst
während der Section gebildet hatte! Denn die Zeit, welche
man gewöhnlich zur Untersuchung der Organe der Brusthöhle gebraucht, genügt vollkommen, um an den bloss-
gelegten Eingeweiden der Bauchhöhle eine früher dunkelrothe

Färbung in eine hellrothe umzuwandeln. Daher die Forderung des Regulativs, dass die Farbe der vorliegenden Theile
der Bauchhöhle sofort nach der Eröffnung der letzteren, d. h.
vor der Einwirkung des neu hinzutretenden Luftsauerstoffs,
festgestellt werde.

Da ich einmal diese Angelegenheit berührt habe, so
mögen hier noch einige Worte mehr über die so viel ge-
missbrauchten Gefässfüllungen stehen. In dieser Beziehung scheint es mir nach den leider nur zu häufigen Er-
lebnissen, die sich meinem Gedächtnisse eingeprägt haben,
von Wichtigkeit, folgende Punkte hervorzuheben:

1. Capillarinjection ist als solche überhaupt
mit blossem Auge nicht zu sehen. Auch die feinsten
Gefässnetze, welche man mit blossem Auge noch zu unterscheiden vermag, sind entweder arterielle oder venöse, und
zwar der Mehrzahl nach venöse. Dies gilt namentlich
von den Schleimhäuten, bei denen die verhältnissmässig oberflächliche Lage der Venenwurzeln am häufigsten das Miss-
verständniss hervorruft, man habe es mit Capillaren zu thun.
Alle Capillaren sind mikroskopische Gebilde, und wenn sie
mit Blut gefüllt sind, so sieht man nicht rothe Capillaren,
sondern rothes Gewebe. Dieses Roth schimmert aus dem
Innern des Gewebes hervor, und man kann hier in einem
gewissen Sinne mit Recht sagen: das Gewebe ist injicirt.
Nirgend lässt sich dieser Zustand so gut beobachten, wie
an der Hirnsubstanz, namentlich an der so weichen und
durchscheinenden grauen Hirnsubstanz. Alle Nüancen vom
schwächsten röthlichen Schimmer bis zu einem dunkeln
Hortensiaroth kommen hier vor, und wenngleich man in den
rothen Stellen auch einzelne feine, mit Blut gefüllte Gefässe
erkennt, so ist es doch leicht, sich zu überzeugen, dass
diese Gefässe die Färbung des Gewebes nicht bedingen.
In dieselbe Kategorie gehört jene eigenthümliche marmo-
rirte Röthe, welche nicht selten in der weissen Marksubstanz und in den Seh- und Streifenhügeln vorkommt, und
welche viele Aehnlichkeit mit den ersten Erscheinungen der
„Froströthe" an der Oberfläche des Körpers darbietet. Ich

habe in meiner Cellularpathologie (4. Aufl., S. 107, Fig. 35)
die Abbildung eines solchen Verhältnisses gegeben; man kann
sich daran leicht orientiren: nur die wenigen grösseren Gefässe, welche in der Zeichnung dargestellt sind, würden zur
Noth mit einer Loupenvergrösserung erkannt werden; alle
anderen Gefässe werden erst bei eigentlich mikroskopischer
Betrachtung sichtbar. Man muss es daher begreifen, dass
es für einen kundigen Mann einigermaassen komisch klingt,
wenn in manchen Sectionsberichten die „entzündliche Hyperämie" als etwas unmittelbar und mit blossem Auge Beob-
achtetes hingestellt wird. Nirgends ist dies komischer, als
beim Magen, wo man aus der Mehrzahl der betreffenden Protokolle nachweisen kann, dass die Beobachter nur Venen gesehen haben.

2. Der venöse oder arterielle Character eines
Gefässes ist niemals aus der Beschaffenheit des
in ihm enthaltenen Blutes, sondern immer nur
aus seinem Bau, seiner Verbindung und seiner
Lage zu erkennen. Mit anderen Worten, es ist nicht
erst bei der Section zu entdecken, welches Gefäss eine
Arterie oder eine Vene sei, sondern man muss dies wenigstens für alle grösseren Gefässe schon vorher wissen. Es
ist mir freilich einmal vorgekommen, dass ein praktischer
Arzt im Physikats-Examen, als ich ihn (in Folge verschiedener irrthümlicher Angaben) über die Natur einiger
grösserer Hirngefässe befragte, mir anscheinend sehr erstaunt
entgegnete, er habe sich darauf nicht vorbereitet, weil
er nicht gewusst habe, dass im Physikats-Examen normale
Anatomie gefragt werde. Indess glaube ich doch den Satz
vertreten zu können, dass ohne eine genaue Kenntniss der
Angiologie, und zwar auch der feineren, eine gerichtsärztliche Untersuchung so leicht falsche Ergebnisse zu Tage
fördern kann, dass man keinen Gerichtsarzt davon dispen-
siren darf, sich in diesen Dingen fest zu machen. Wenn
ich sage, Gerichtsarzt, so will ich damit natürlich nicht
sagen, dass ein gewöhnlicher Arzt das nicht zu wissen
brauche, aber ich wollte damit ausdrücken, dass das Maass

der Verpflichtung für den Gerichtsarzt noch ein höheres sei.
In Verlegenheitsfällen, und ich räume ein, dass auch der
geübte Arzt, ja selbst der Anatom in solche Fälle kommen
kann, giebt es ein Mittel, welches eine meist ausreichende
Aushülfe gewährt; das ist die weitere Verfolgung des Ge-
fässverlaufes, bis man an Stellen kommt, wo durch die
Grösse des Gefässes auch für den minder geübten kein
Zweifel mehr bleiben kann. Ist namentlich ein kleineres
Gefäss in einer Haut mit Blut gefüllt, so gelingt es oft,
durch Verschieben des Blutes den Weg genau zu erkennen,
wohin das Gefäss läuft, und die Verbindungen festzustellen,
welche es eingeht.

3. Eine Angabe über den Blutgehalt eines
Theils kann nur dann annähernd genau verstan-
den werden, wenn die Beschreibung sowohl die
Art von Gefässen, in welchen das Blut enthalten
ist, als auch den Grad ihrer Füllung einigermaassen
andeutet. Ich will damit nicht behaupten, dass es möglich sei, ohne feinere Untersuchung, die ja nicht überall
möglich ist, für alle Theile solche Angaben zu machen,
und ich gestehe zu, dass es bei vielen Theilen ausreichend
ist, eine allgemeine Beschreibung ihres Aussehens und
ihrer Farbe zu geben. Dies gilt z. B. von der Milz, bei
der Niemand aus dem blossen Ansehen der Schnittfläche
ein ausreichendes Urtheil darüber gewinnen wird, welche
der kleineren Gefässe und wie sehr sie gefüllt sind. Aber
es giebt eine grosse Menge von Theilen, und dahin gehören
ganz besonders die Schleim· und serösen Häute, also die
meisten inneren Oberflächen, an denen eine Untersuchung
recht wohl ausführbar ist und an denen es in wichtigen
Fällen immer versucht werden sollte, die Natur der bethei-
ligten Gefässe sicher zu ermitteln. Leichter ist es freilich,
statt einer solchen Beschreibung ein Urtheil auszusprechen,
aber die Erfahrung, wie wenig mit solchen Urtheilen zu machen
ist, hat die Wissenschaftliche Deputation veranlasst, in das
Regulativ § 28 al. 3 folgende Bestimmung aufzunehmen:

„In jedem Falle muss eine Angabe über den Blut-

gehalt jedes einzelnen wichtigen Theils und zwar
auch hier eine kurze Beschreibung und nicht bloss
ein Urtheil (z. B. stark, mässig, ziemlich, sehr geröthet, blutreich, blutarm) gegeben werden."
Es mag an dieser Auseinandersetzung genügen, um daran
klarzulegen, in welcher Weise Angaben über die Farbe der
vorliegenden Eingeweide in der Bauchhöhle zu machen sind,
und inwiefern es wichtig ist, sie sofort nach Eröffnung der
Bauchhöhle zu machen. Nur das Eine will ich darüber noch
bemerken, dass jede Manipulation mit den Därmen und anderen Theilen der Bauchhöhle, wodurch ihre Höhenlage ge-
ändert, das gegenseitige Druckverhältniss gemildert oder gestei-
gert, oder gar ein directer Druck mit der Hand ausgeübt wird,
auch den Blutgehalt der betreffenden Theile verändert, ja nicht
allein den Blutgehalt, sondern auch den Gehalt der einzelnen Darmabschnitte an Gas, flüssigem oder breiigem
Inhalt u. s. w.

Noch weit wichtiger, als die Feststellung der Farbe, ist
die sofortige Constatirung eines etwaigen ungehörigen Inhalts in der Bauchhöhle. Ist dieser Gas, so ist es wohl
selbstverständlich, dass seine Anwesenheit nur im Momente
der Eröffnung überhaupt constatirt werden kann. Ist er eine
Flüssigkeit, so besteht die Gefahr, dass, wenn man sie nicht
alsbald sammelt, ein Theil davon abfliesst. In jedem Falle
aber ist es schwer vermeidlich, dass bei der Eröffnung der
Brusthöhle und der weiteren Untersuchung ihrer Organe Blut
und andere Flüssigkeiten von daher in die Bauchhöhle gelangen und so den späteren Befund in derselben verunreinigen
oder geradezu fälschen. Das Gleiche gilt von dem Falle,
wo nicht die Brusthöhle, sondern einzelne Theile der Bauchhöhle selbst den nächsten Angriffspunkt der Untersuchung
bilden, z. B. der Magen. Es ist überaus schwer, bei der
Herausnahme und Eröffnung dieses Organs Verunreinigungen
der Bauchhöhle zu vermeiden, und wenn daher nicht schon
vorher festgestellt ist, ob anomaler Inhalt in letzterer vorhanden und wie derselbe beschaffen ist, so wird es sich nachher wohl kaum noch mit Sicherheit ausführen lassen.

Kürzer kann ich mich fassen in Bezug auf den ersten Theil der Untersuchung der Brusthöhle. Indess, so klar hier auch die Verhältnisse liegen, so weiss ich doch aus vielfältiger Erfahrung, wie schwer es ist, gerade hier eine methodische Reihenfolge zu erzielen. Zur Erklärung muss ich zunächst eine scheinbar paradoxe Bemerkung machen. Brusthöhle ist genau genommen ein ganz abstracter Begriff. In Wirklichkeit entspricht ihm nichts, als der Zustand eines Skelets (macerirten Körpers) oder der eines exenterirten Cadavers. Ein lebendiger Mensch und eine gewöhnliche Leiche besitzen nicht eine Brutshöhle, sondern mehrere. Da sind vor Allem zwei ganz getrennte Brustfellsäcke und demnach auch Brustfellhöhlen, und demnächst der Herzbeutel und in ihm die Herzbeutelhöhle.

Daher eröffnet man eigentlich niemals an einer Leiche „die Brusthöhle", vielmehr, wenn man nicht etwa ungeschickter Weise schon beim Abtrennen des Brustbeins auch den Herzbeutel anschneidet und „eröffnet", gelangt man bei der gewöhnlichen Ablösung des Brustbeins und der Rippenknorpel jederseits in eine Brustfellhöhle oder in einen Brustfellraum. Der sogenannte Mittelfellraum ist keine Höhle, sondern eine mit losem Fett und Bindegewebe gefüllte Scheidewand, und man wird für das Verständniss immer besser sorgen, wenn man das Mediastinum als ein Septum darstellt, als wenn man es einen „Raum" nennt. Gelangt man also sofort bei der „Eröffnung der Brusthöhle" in die Pleurasäcke, so wird es auch hier, wie bei der Bauchhöhle, Pflicht sein, sofort diese beiden Säcke in Bezug auf Lage, Farbe u. s. w. der Eingeweide, ganz besonders aber in Bezug auf einen etwa vorhandenen ungehörigen Inhalt zu prüfen. Dies ist von noch weit grösserer Dringlichkeit, als bei der Bauchhöhle, weil nur zu oft bei der Durchschneidung der ersten Rippe und des Sternoclaviculargelenks, sowie bei der definitiven Entfernung des Brustbeins grössere Venen (V. mammaria int., jugularis int., anonyma etc.) angestochen, angeschnitten oder zerrissen werden und aus denselben flüssiges oder auch geronnenes Blut austritt. Nach kurzer Zeit senkt

sich dies in einen der Pleurasäcke oder auch wohl in beide,
und gleichviel, ob in denselben schon vorher ein Inhalt war
oder nicht, man ist nachher nicht mehr im Stande, weder
über die Menge, noch über die Beschaffenheit, noch in manchen Fällen über die Präexistenz eines Inhalts ein sicheres
Urtheil abzugeben. Ich brauche nicht auseinanderzusetzen,
von wie grosser Bedeutung für die Beurtheilung eines Falles
der Nachweiss eines anomalen Inhaltes in einem oder in
beiden Pleurasäcken sein kann; es liegt auf der Hand, wie
nothwendig es ist, die Untersuchung der „Brusthöhle" jedesmal mit einer Constatirung des Zustandes der Pleurasäcke
zu beginnen, und inzwischen sowohl die Lunge, als
auch den Herzbeutel unversehrt zu lassen. Denn
wenn man gar erst den Herzbeutel eröffnen und das Herz
selbst aufschneiden will, ehe man feststellt, ob Haemato-
thorax oder Hydrothorax oder Pleuritis vorhanden ist, so
sollte man gar nicht erst die Section anfangen.

Es ist aber ebenso klar, dass man nicht die Lungen aus
der Brust herausnehmen sollte, ehe man das Herz untersucht
hat. Eine solche Herausnahme ist nicht anders möglich, als
unter Durchschneidung der Lungenarterien und der Lungenvenen. Will man diese nicht vorher unterbinden, was nicht
üblich ist und wozu keine Veranlassung vorliegt, so wird
mit der Durchschneidung der genannten grossen Gefässe ein
gewisser Theil des Inhalts der linken Vorkammer, des Conus
arteriae pulmonalis und des rechten Ventrikels ausfliessen,
und man thut in Bezug auf diese Theile dasselbe, was man
bei der Herausnahme der Leber und der Eröffnung der
unteren Hohlvene vor Eröffnung der Brusthöhle in Bezug auf
die rechte Vorkammer zu Stande bringt, nämlich man erzeugt
eine Verminderung in dem Füllungszustande oder auch wohl
eine völlige Entleerung wichtiger Herztheile. —

Unter derartigen Erwägungen gestaltet sich in sehr
natürlicher Weise und aus gewiss zureichenden Gründen eine
bestimmte Reihenfolge in der Untersuchung der Theile, die
durchaus nicht von persönlichen Velleitäten oder äusserlichen
Umständen der Bequemlichkeit abhängig ist, die vielmehr

aus der Natur der Dinge selbst, d. h. aus der Einrichtung
des menschlichen Körpers, sich als eine Nothwendigkeit
ergiebt.

Ich beabsichtige an dieser Stelle keine erschöpfende Dar-
legung der Gründe, weshalb ich gerade diejenige Reihenfolge
festhalte, welche in dem Regulativ ihren gesetzlichen Ausdruck gefunden hat. Indess möchte ich wenigstens in Bezug
auf die Reihenfolge, welche für die Organe der Bauchhöhle
gefordert wird, noch einige Aufklärungen geben:

a. Dass ich den Darm zuletzt untersuche, geschieht
aus Gründen der Reinlichkeit. Es ist an sich eine höchst
widerliche Sache, sich mit dem Darminhalt zu beschäftigen.
Selbst bei der grössten Sorgfalt lässt es sich nicht vermeiden, dass man sich selbst, die Instrumente und Gefässe,
den Sectionstisch und die Leiche verunreinigt. Ich will von
dem Geruchssinn nicht sprechen, obwohl ich es nicht recht
verstehe, wenn Mancher, der eine Section macht, sich anstellt,
als sei ihm dieser Sinn gänzlich verloren gegangen[1]). Irgend
ein Nachtheil ist damit nicht verbunden, wenn man (in der
Regel) den Darm zuletzt vornimmt. Denn man kann alle
anderen Theile bequem untersuchen, herausschneiden und
weiter behandeln, ohne dass der Darm dadurch betroffen
wird. Wenn indess Jemand auf die Reinlichkeit weniger
Werth legt, wenn vielleicht ein sehr eiliger Kliniker da ist,
der vor allen Dingen den Darm untersucht zu sehen wünscht,
so steht technisch auch nichts entgegen, den Darm vor den
übrigen Eingeweiden zu untersuchen, da man ihn bei genügen-
der Vorsicht gleichfalls herausnehmen kann, ohne die anderen
Theile zu verletzen. Eine Ausnahme macht nur der
Zwölffingerdarm, insofern an ihm die Ausführungsgänge
der Leber und der Bauchspeicheldrüse münden und seine
Herausnahme nicht möglich ist, ohne dass diese Gänge und
selbst ein Stück der Bauchspeicheldrüse zerschnitten werden.

---

[1]) Zu meinem Erstaunen habe ich freilich die Erfahrung gemacht,
dass viel mehr Menschen, als ich vermuthen konnte, an dauernder Ge-
ruchlosigkeit leiden. Es ist das sogar bei Assistenten und Leichen-
dienern vorgekommen.

b. Meine Reihenfolge unterscheidet sich sodann in einem Hauptpunkte von der älteren und früher fast allgemein gebräuchlichen, insofern für mich die Herausnahme der Leber der vorletzte Act der Untersuchung der Bauchhöhle zu sein pflegt. Ich weiss wohl, dass ich gerade in diesem Punkte am meisten von liebgewordenen Gewohnheiten abweiche. Wenn der Secirende sich, wie es gewöhnlich geschieht, an die rechte Seite der Leiche stellt, so dass er den Kopf der letzteren an seiner Linken hat, so liegt die Leber so unmittelbar vor seiner Hand, dass es allerdings einer Art von Resignation bedarf, um sich zu entschliessen, sie vorerst und noch lange in Ruhe zu lassen. Allein, abgesehen davon, was ich schon ausgeführt habe, dass man mit der Herausnahme der Leber die Venae hepaticae und meist auch das Zwerchfell verletzt, so verletzt man noch mehr und mit noch grösserem Schaden das Ligamentum hepato-duodenale und die darin enthaltenen Canäle, namentlich die Pfortader und den Gallengang. Für den Gerichtsarzt, ich gestehe es, sind diese beiden Theile in der grossen Mehrzahl der Fälle ohne Bedeutung, und wenn auch ihm dieselbe Reihenfolge auferlegt wird, welche für die klinische Section nothwendig ist, so könnte dies überflüssig erscheinen. Indess auf keinen Fall wird ihm dadurch ein Schaden zugefügt, er gebraucht nicht mehr Zeit und Mühe, ob er die Leber zuerst oder ob er sie an vorletzter Stelle vornimmt, und wenn es auch nur seltene Fälle sind, in denen die correcte Methode auch für die gerichtsärztliche Forschung nothwendig ist, so ist doch das schon ein ausreichender Grund, sie allgemein zu fordern. Für die klinische Untersuchung ist die Schonung des Ligamentum hepato-duodenale aber von höchster Bedeutung, denn wenn dieses einmal zerschnitten ist, so ist es ein grosser Zufall, wenn es gelingt, die zusammengehörigen Theile noch wieder so zu präpariren, dass man ihre Zustände mit Sicherheit aufklären kann. Unter diesen Zuständen sind es aber namentlich die Thrombosen und Obliterationen der Pfortader und die Wegsamkeitsverhältnisse des Ductus choledochus, namentlich seiner Portio intestinalis, sowie des Ductus cysti-

cus und hepaticus, welche in Betracht kommen. Ich habe
beide Verhältnisse früher erörtert und kann hier darauf verweisen. Ueber die Zustände des Ductus choledochus und
seiner Portio intestinalis, sowie über deren Bedeutung für die
Erklärung des Icterus habe ich in der Wiener med. Wochen-
schrift 1858. Nr. 24. S. 409 und in meinem Archiv 1865.
Bd. XXXII. S. 117 gehandelt; die Verstopfung der Pfortader habe ich in den Verhandlungen der Würzburger physi-
kalisch-medicinischen Gesellschaft 1857. Bd. VII. S. 21 und
in meinen Gesammelten Abhandlungen zur wissenschaftlichen
Medicin S. 620 besprochen. Die aus der Natur der Verhältnisse folgende Reihenfolge ist hier die, dass man zuerst das
Duodenum und zwar in situ öffnet, dass man seinen Inhalt
oberhalb und unterhalb der Papilla biliaria feststellt, dann
diese Papille selbst betrachtet, ihren Inhalt durch sanften
Druck hervorpresst, darauf durch Compression der Gallenblase
die Ausflussmöglichkeit der Galle constatirt und endlich den
Ductus choledochus aufschneidet. Dann kommt die Pfortader
an die Reihe, und erst, nachdem dieses Alles geschehen ist,
mag man die Leber herausschneiden. Eine Sondirung
des Gallenganges ist ganz nutzlos, denn die Möglichkeit, eine Sonde in die Mündung desselben einzuführen, beweist nicht das Mindeste für die Wegsamkeit der Portio intestinalis während des Lebens.

Es muss aber besonders darauf aufmerksam gemacht
werden, dass vor und während der Zeit, wo das Duodenum
untersucht wird, jede Zerrung desselben sorgfältig vermieden
werden muss. Der Secirende muss sich nur vorher eine
genaue Kenntniss von der Lage des Zwölffingerdarms verschaffen, dann wird er schon im Stande sein, denselben frei-
zulegen, ohne ihn überhaupt anzufassen. Es ist nur nothwendig, die Flexura coli hepatica, welche ihn bedeckt,
abzutrennen und zurückzulegen. Dies geschieht am besten,
indem man zugleich das ganze Colon ascendens nebst dem
Coecum durch einen, rechts aussen von demselben geführten
Längsschnitt löst und dasselbe nebst den Dünndärmen nach
links aus der Bauchhöhle hinauslegt. Keiner dieser Theile

braucht dabei von seinen Mesenterial-Verbindungen getrennt
zu werden; es ist nur nöthig, soviel von den retroperito-
naealen Theilen der rechten Seite zu durchschneiden, um das
Hinauslegen des Colon ascendens nach links zu ermöglichen.
Dabei ist zu erwähnen, dass ungemein häufig in der Gegend
der Flexura hepatica anomale Verwachsungen, am häufigsten
zwischen Gallenblase, Ligamentum hepato-duodenale, Leber,
Colon, Duodenum und selbst Pylorus bestehen, welche sehr
vorsichtig durchschnitten werden müssen, damit nicht sofort
das Ligamentum hepato-duodenale nebst den darin enthaltenen Canälen verletzt werde.

c. Die Untersuchung und Eröffnung des Magens schliesst
sich diesen eben erörterten Operationen innig an. Es ist das
Einfachste, den Magen im Zusammenhange mit dem Duodenum zu öffnen, und zwar in situ. Fälle von Vergiftung, namentlich gerichtliche, mögen anders behandelt werden. Im
Uebrigen ist keine Gefahr, den Magen bis zu dieser Zeit in
Ruhe zu lassen. Das einzige Organ, welches näher mit ihm
verbunden ist, die Milz, lässt sich bei nur mässiger Vorsicht
so leicht von ihm abtrennen, dass eine Verletzung nicht zu
befürchten steht. Dagegen wird begreiflicherweise das Pancreas erst nach Magen und Zwölffingerdarm an die Reihe
kommen. Seine geringe pathologisch-anatomische Bedeutung
macht es an sich zu einem ziemlich gleichgültigen Gegen-
stande.

d. Sehr natürlich ist es, sämmtliche Harnorgane hinter
einander zu untersuchen, also Nieren, Harnleiter, Harnblase
und Harnröhre. Die Aufmerksamkeit auf ihre Zustände wird
dadurch jedenfalls weit mehr gesichert, als wenn zwischen
je zwei dieser Organe jedesmal ein ganz fremdartiger Gegen-
stand der Untersuchung eingeschoben wird. Dabei ist es ohne
weitere Ausführung klar, dass sowohl die Nebennieren,
als auch die Geschlechtsorgane im Zusammenhange mit
den Harnorganen zur Untersuchung gelangen müssen. Sie stehen
in unmittelbarer Verbindung damit, ja einzelne Theile der
Geschlechtsorgane sind gleichzeitig Theile der Harnorgane, so
dass es schon um der Continuität der einmal eingeschlagenen

Richtung und um der Bequemlichkeit in der Herausnahme der Theile willen erforderlich ist, die Geschlechtsorgane alsbald mit in Angriff zu nehmen.

Sonach gestaltet sich nach meiner Methode die Reihenfolge der zu untersuchenden Organe in der Bauchhöhle folgendermaassen:

1. Netz,
2. Milz,
3. Linke Niere, Nebenniere und Harnleiter,
4. Rechte Niere, Nebenniere und Harnleiter,
5. Harnblase, Harnröhre, Prostata, Samenbläschen,
6. a) Penis, Hoden, Samenstrang,
   b) Scheide, Uterus, Tuben, Eierstöcke, Parametrien,
7. Mastdarm,
8. Duodenum, Portio intestinalis ductus choledochi,
9. Magen,
10. Ligamentum hepato-duodenale, Gallengänge, Pfortader, Gallenblase, Leber,
11. Pancreas, Ganglion coeliacum,
12. Mesenterium nebst Lymphdrüsen, Gefässen u. s. w.,
13. Dünn- und Dickdarm,
14. Retroperitonäale Lymphdrüsen, Cysterna chyli, Aorta, Vena cava inferior.

So nützlich und bequem es ist, eine solche regelmässige Reihenfolge einzuhalten, so ist sie doch unmöglich in einer kleineren Zahl von Fällen, wo grössere Veränderungen in der Verbindung und dem Zusammenhange der Theile eingetreten sind. Die chronische adhäsive Peritonitis, mag sie nun für sich, als einfache oder als tuberkulöse, als krebsige u. s. w. auftreten, oder mag sie mit Geschwulstbildung (z. B. Ovarialtumoren), Aneurysma aortae abdominalis u. s. w. combinirt sein, macht es gewöhnlich unthunlich, diejenigen Rücksichten, welche der besondere Fall bringt, bei Seite zu setzen zu Gunsten einer allgemeinen Regel. Freilich wird es sich auch hier empfehlen, zunächst diejenigen Organe, welche sich ohne Schwierigkeit erreichen lassen, in der gewohnten Reihenfolge zu absolviren und dadurch die Reihe der besonderen

Abweichungen allmählich einzuengen. Aber endlich wird man
von der Regel abgehen müssen: dann ist es gewöhnlich am
bequemsten, den Rest der Organe im Zusammenhang auszu-
lösen und ausserhalb des Körpers weiter zu bearbeiten, wo
es sich leichter machen lässt.

Soviel in Bezug auf die Reihenfolge der Organe und den
Plan der Section. —

Einer ganz anderen Seite der Erwägung gehört die
Erledigung der Frage an, wie man schneiden müsse?
Was ich in dieser Beziehung zu sagen habe, ist hervor-
gegangen aus der einfachen Erfahrung, wie sie sich mir
in häufiger Uebung und in unmittelbarer Folge des Stre-
bens nach Vereinfachung des operativen Theils der uns be-
schäftigenden Aufgabe ergeben hat. Erst nachträglich habe
ich mir selbst Rechenschaft zu geben gesucht über die Gründe
meiner gewohnheitsmässigen Handlungsweise. Daraus
hat sich dann eine planmässige Ausübung der eigentlichen Technik des Schneidens entwickelt. Die Darstellung,
welche ich nunmehr geben werde, beruht daher auf Grund-
lagen, welche ursprünglich rein empirisch waren und welche
erst nach und nach in Folge theoretischer Erwägungen verändert worden sind.

Zunächst hebe ich hervor, dass die Technik des
pathologischen Schneidens ganz wesentlich abweichen muss von der Technik des anatomischen
Theaters oder des Präparirsaales. Bei der gebräuchlichen Methode des „Präparirens" lernt der junge Mediciner
sein Messer wie eine Schreibfeder fassen. Diese Haltung
entspricht der Aufgabe, kurze, feine Schnitte zu machen, um
einen Muskel, ein Gefäss, einen Nerven blosszulegen, zu verfolgen und rein darzustellen. Sie ist nebenbei eine sehr bequeme Fortsetzung der Fingerstellung, welche der auf dem
Gymnasium fast nur an Schreiben gewöhnte junge Mann bis
zu einer gewissen Virtuosität ausgebildet hat. Die Bewegungen erfolgen fast nur in den Fingergelenken, allenfalls im
Handgelenk. Der Arm selbst wird fixirt, häufig so, dass der
Ellenbogen dem Rumpf genähert und nicht selten der Brust-

wand, wenn nicht gar dem Darmbeinkamme, angelegt wird. Es wird dadurch eine grosse Sicherheit in der Führung kleiner und kurzer Schnitte gewonnen, welche sehr viel dazu beiträgt, jene Glätte des Präparats zu erreichen, welche der strenge Blick des anatomischen Lehrers in einem Momente würdigt. Handelt es sich in der pathologischen Anatomie um solche feine Arbeit, und sie kommt ja oft genug vor, so steht nicht nur nichts entgegen, sondern es ist geboten, dieselbe Technik in Anwendung zu bringen.

Aber dies darf nicht als Regel betrachtet werden. Einmal dauert eine, mit lauter kurzen Schnitten ausgeführte Section ungebührlich lange, und der pathologische Anatom, wie der Gerichtsarzt, hat nicht über so viele Musse zu disponiren, wie der descriptive Anatom. Zum andern wird durch viele kurze Schnitte in den grösseren Organen ein Zustand der Zertheilung herbeigeführt, der eben wegen der grossen Zahl der Partialschnitte die Anschauung keineswegs fördert und der mehr für Zwecke der Küche, als für Zwecke der Wissenschaft bestimmt zu sein scheint. Man spart an Zeit und man gewinnt an Deutlichkeit und Einsicht bei der pathologischen Section durch grosse und wenn möglich durchgehende Schnitte.

Als mir dieses klar geworden war, erkannte ich auch bald, dass dazu eine andere Messerführung gehöre. Ich nehme jetzt für die gewöhnlichen Zwecke einer pathologischen Section den Messergriff in die volle Hand, so dass, wenn ich den Arm ausstrecke, die Klinge wie eine gerade Verlängerung des Arms aus der Faust hervortritt. Ich fixire dann, wenn auch nicht absolut, so doch relativ, Finger und Handgelenke und führe die Schneidebewegungen mit dem ganzen Arme aus, so zwar, dass ich die Hauptbewegungen im Schultergelenk, die secundären im Ellenbogengelenk mache. Dies giebt lange und ausgiebige Schnitte, und da ich die ganze Kraft des Armes, namentlich die ganze Kraft der Schultermuskulatur in Wirksamkeit bringen kann, auch glatte Schnitte. Und nur an solchen Schnittflächen kann man wirklich gut sehen.

Erst nachdem ich soweit gekommen war, erkannte ich,
dass ich auf manchem Umwege das erreicht hatte, was un-
sere Vorgänger im Seciren, die Thierschlächter (Fleischer,
Metzger), schon lange in Ausführung bringen. Ich war nicht
wenig überrascht, als ich eines Tages, was mir lange nicht
passirt war, in ein Schlachthaus trat und den Leuten in
ihrer Beschäftigung zusah. Dabei lernte ich noch etwas
Anderes, was ich seitdem zur Anwendung gebracht habe,
nämlich die Verlängerung und Verbreiterung des
Messers.

Eine solche Länge und Breite des Messers, wie sie der
Schlächter mit grossem Erfolge benutzt, ist freilich für uns
unzulässig. Nur für das Gehirn, und auch da nur für besonders wichtige Fälle, haben wir ein sehr grosses, blattartiges
Messer, welches noch über die Dimensionen des Schlächter-
messers hinausgeht. Aber ein Secirmesser sollte doch immer
sehr beträchtlich grösser sein, als ein gewöhnliches Präparirmesser. Letzteres ist sowohl im Griff, als in der Klinge zu
kurz für ganz grosse Schnitte. Dagegen ist diese Klinge für
die gewöhnlichen Zwecke des Präparirens zu gross. Denn
bei der Schreibfederhaltung wird eigentlich nur die Spitze
des Messers benutzt, — ein Abschnitt von kaum 15 mm.
Länge. Die übrige Klinge wird auf diese Weise ein Luxusgegen-
stand, denn der Anfänger in der pathologischen Technik, der
zu mir tritt, um das Seciren zu lernen, nimmt das Messer,
welches ich ihm in die Hand stecke, sofort zwischen die
Finger oder rückt an dem Griff desselben mit einigen klettern-
den Bewegungen so weit nach vorn, bis er die Fingerspitzen
an das Eisen der Klinge selbst gebracht hat. Dann ist er
natürlich ausser Stande, die ganze Schneide zu benutzen,
denn ein grosser Theil derselben ist durch seine eigene Hand
gedeckt. Indem er sich nun auf die Spitze beschränkt sieht
und nur diese benutzt, stumpft sich dieselbe begreiflicherweise sehr bald ab. Während ein geübter pathologischer Anatom recht wohl im Stande ist, alle Eingeweide einer Leiche,
ja sogar zweier Leichen mit einem Messer zu zerschneiden,

so verbraucht der mit der „Schreibfeder" arbeitende pathologische „Laie" 3—4 Messer bei einer Section.

Das von mir in die Praxis eingeführte veränderte Secirmesser unterscheidet sich von dem gewöhnlichen Präparirmesser sowohl in der Klinge, als in dem Griffe. Beide sind nicht nur länger, sondern auch stärker, d. h. sowohl dicker, als breiter. Die Klinge ist nach vorn nicht scharf-spitzig, sondern bauchig-spitzig; die sehr breite Fläche geht mit einer vollen Curve in die wenig vortretende Spitze über. Es wird dadurch nicht nur der schneidende Rand verlängert, sondern auch zugleich die Gefahr, während der Section sich selbst oder Andere zu stechen oder von Anderen gestochen zu werden, vermindert. Die Zahl der gefährlichen Verletzungen (und gerade Stiche sind stets gefährlicher, als Schnitte) hat bei uns sehr abgenommen, seitdem dieses Secirmesser bei uns im Gebrauche ist. Was den hinteren Theil desselben anbetrifft, so ist die Klinge in der Nähe ihrer Insertion schmal und stark, da sie hier für gewöhnlich überhaupt nicht benutzt wird; der Griff ist am hinteren Theil platter und an beiden Schmalseiten stärker eingebogen, um sich bequemer in die Hand zu legen. Ein solches Messer ist in seinem ursprünglichen Zustande, wenn es noch nicht abgeschliffen ist, 23—24 cm. lang, wovon 9,5—10 cm. auf die Klinge kommen.

Dieses Messer soll wesentlich dazu dienen, ziehend zu schneiden. Es soll nicht in die Theile eingedrückt oder eingeschoben, sondern es soll relativ schnell durch dieselben hindurchgezogen werden. Wenn es nöthig wird, so kann bei diesem Zuge die ganze Kraft der Schultermuskulatur eingesetzt und eine sehr grosse Gewalt ausgeübt werden. Aber je grösser die Gewalt ist, welche man anwendet, um so schneller muss der Zug sein; sonst quetscht man die Theile. Nirgends kann man dies besser erproben, als am Gehirn. Auch ein sehr scharfes Messer, welches in das Gehirn eingedrückt wird, zerdrückt die Theile bis zu einem gewissen Grade, und die gewonnene Schnittfläche ist wenigstens zum Theil unbrauchbar für die Betrachtung; nicht selten

verführt ihr Aussehen geradezu zu falscher Deutung. Ein
ziehender Schnitt unterscheidet sich von einem drückenden
hauptsächlich darin, dass bei dem ersteren über jede Stelle
des Organs jeder Abschnitt der Schneide hinweg- oder durch
sie hindurchgleitet, während bei dem letzteren derselbe Abschnitt der Schneide immer gegen dieselbe Gegend des Organs
wirkt. Wer die Methode des drückenden Schneidens wählt,
der pflegt, auch wenn es nur unabsichtlich geschieht, seinen
Zeigefinger auf den Messerrücken zu legen. Wer ziehend
schneidet, der legt den Zeigefinger auf die Fläche des
Griffs oder er umfasst den ganzen Griff. Jedenfalls ist
es eine gute Uebung, zumal für Anfänger, den Griff nur zwischen Daumen und Zeigefinger zu fassen, so dass es unmöglich ist, einen grösseren Druck auszuüben.

Wo es nöthig ist, wirklich einen grossen Druck auszuüben, da bedarf es eines anderen Messers, nämlich eines
solchen mit breiterem Rücken, anf den man bequem den
Zeigefinger oder selbst den Daumen auflegen kann. Ich habe
für diese Zwecke das gewöhnliche „Knorpelmesser" weiter
ausgebildet, indem ich die Klinge dicker und bauchiger, namentlich aber den Griff stärker machte. Ich lasse den Stahl
der Klinge in ein durch die ganze Länge des Griffs hindurch-
gelegtes Blatt übergehen, an welches jederseits starke Holz-
oder Hornplatten angesetzt werden. Der Rücken eines solchen Messers ist 16 mm. breit und gewährt bequeme Stütz-
punkte für jede drückende Einwirkung. Auch die Endfläche
des Stiels ist abgeplattet und breit, so dass dieselbe für
gewisse Zwecke, z. B. für die Durchtrennung des Sternoclavi-
culargelenkes, senkrecht in die Hohlhand gestellt und zu
stehenden Schnitten bequem benutzt werden kann.

So gebrauche ich also für jede Section 3 verschiedene
Messer: ein gewöhnliches Präparirmesser, ein eigentliches
Secirmesser und ein verstärktes Knorpelmesser. Letzteres
henutze ich für alle gröberen Arbeiten, nicht bloss für die
eigentliche Knorpeltrennung, sondern auch für die grossen
Haut-, Muskel- und Gelenkschnitte. Das Secirmesser dient
vornehmlich für die Zerlegung der grossen Eingeweide, das

Präparirmesser für die Auslösung der feineren Theile, der
Gefässe, Nerven u. s. w. Da nun aber die grossen Eingeweide
das Hauptobject der pathologischen Section sind, so erhellt
leicht, dass auch das Secirmesser in der eben entwickelten
Form das Hauptinstrument in meinem Sinne ist. Um es zu
gebrauchen, muss der rechte Arm ganz lose gemacht
werden. Der Ellenbogen muss ganz vom Rumpfe abgehoben
werden, so dass die Bewegung des gebogenen Vorderarms ohne
jedes Hinderniss und in den grössten Excursionen nach vorn
und hinten ausführbar ist. Dann lässt sich mit Leichtigkeit
die Haut des Rumpfes durch einen einzigen Längsschnitt vom
Kinn bis zur Schambeinfuge spalten. Ebenso kann man
mit einem Schnitte eine Lunge von der Spitze bis zur Basis
in zwei Hälften auseinanderlegen. Vielleicht erscheint dieser
»Schwabenstreich« im Sinne Kaisers Friedrich Rothbart
lobesam Manchem ungehörig oder tadelnswerth. Aber ich
bekenne mich offen als einen Fanatiker der grossen Schnitte.
Je grösser der Schnitt, vorausgesetzt, dass er zugleich glatt
ist, um so mehr kann man auf einmal sehen, um so mehr
Vergleichungspunkte zwischen normalen und veränderten
Theilen gewinnt man, um so genauer überblickt man die
Ausdehnung der pathologischen Territorien.

   Ja, ich behaupte, dass ein grosser Schnitt, auch
wenn er an sich falsch ist, einem kleinen, wenngleich richtigen Schnitte in der Regel, mehreren
oder gar vielen kleinen Schnitten fast immer vorzuziehen ist. Der grosse glatte Schnitt ist der eigentlich demonstrative Schnitt. Um ihn auszuführen, sehe ich
mir jedes einzelne Organ darauf an, wo ich ihm die grösste
Durchschnittfläche abgewinnen kann. Ich durchschneide also
eine Milz von oben nach unten, mitten über ihre äussere
(convexe) Fläche, eine Niere von aussen nach innen (vom
lateralen zum medialen Rande) in frontaler Richtung, eine
Leber von rechts nach links in horizontaler Richtung, einen
Hoden vom freien zum angewachsenen Rande in perpendi-
culärer Richtung, zerlege sie in zwei nahezu gleiche Hälften
und klappe den Schnitt auseinander. Jeden Lungenflügel

spalte ich von der Spitze und dem stumpfen Rande aus
durch einen perpendiculären, gegen den inneren (vorderen,
medialen, scharfen) Rand gerichteten Schnitt von oben bis
unten. Jede Grosshirnhemisphäre halbire ich durch einen
von innen, dicht über dem Streifenflügel beginnenden und
etwas schräg nach aussen gerichteten Schnitt. Jede Klein-
hemisphäre theile ich durch einen Schnitt, der am vierten
Ventrikel in der Richtung des Kleinhirnschenkels beginnt
und schräg nach aussen geführt wird.

Für viele Fälle und für manche Organe genügt ein einziger
solcher Schnitt, um das Wesentliche zu zeigen. In zahlreichen Fällen sind Veränderungen der Leber, der Milz,
der Nieren so gleichmässig durch das ganze Organ verbreitet,
dass ein einziger Schnitt einen genügenden Einblick in die
innere Structur gewährt. In anderen Fällen freilich und an
anderen Organen, z. B. am Gehirn stets, bedarf es einer
grösseren Zahl von Schnitten, um sicher zu sein, dass nichts
übersehen wird. Ja, beim Gehirn kann man eigentlich nie
mit Bestimmtheit sagen, dasselbe sei ganz normal, es sei
denn, dass man es nach der Methode von Gudden in lauter
mikroskopische Schnitte zerlegt und jeden derselben einzeln
durchmustert hat. Da dies aber nur ausnahmsweise ausführbar ist, so muss man sich nothgedrungen mit approximativen
Methoden begnügen. Aber man wird keine Methode eine
approximative nennen können, welche in wichtigen Theilen
des Gehirns nur Schnitte von 5 mm. Dicke herstellt. Innerhalb eines solchen Schnittes können immerhin noch Heerde
erkrankter Substanz vorhanden sein, welche als Grund für
Lähmungen oder Krämpfe ausreichend sind. Je weniger
man findet, um so mehr muss man die Zahl der
Schnitte vermehren.

Allein gleichviel, ob man wenig oder viel Schnitte macht,
in jedem Falle erscheint es zweckmässig, diese Schitte
nicht bis zur völligen Auseinanderlösung der Organtheile fortzusetzen. Selbst wenn man nur einen
einzigen Schnitt macht, so hat es stets Interesse, an einer
Stelle noch so viel von den Organtheilen im Zusammen-

hange zu lassen, dass man ohne Schwierigkeit durch blosses Zusammenlegen oder Zusammenklappen die äussere Form des Organs wieder herstellen kann. Mancher Gesichtspunkt selbst der äusseren Betrachtung ergiebt sich erst, wenn die Anschauung der inneren Veränderung die Aufmerksamkeit auf besondere Verhältnisse hingelenkt hat; es ist viel leichter, Form und Gesammterscheinung des Organs wiederherzustellen, wenn noch irgendwo die natürliche Continuität der Theile erhalten, als wenn der Zusammenhang gänzlich aufgeschoben ist.

Da, wo sich das Bedürfniss einer grossen Vervielfältigung der Schnitte in erhöhtem Maasse geltend macht, also namentlich am Gehirn und Rückenmark, würde es gänzlich unmöglich sein, irgend eine nachträgliche Controle über die Ausdehnung gewisser Veränderungen, selbst über die exacte Lage derselben, ihr Verhältniss zu den Gefässen u. s. w., auszuüben, wenn man die Theile sofort gänzlich auseinanderschnitte. Oft erst sehr spät treten hier Veränderungen hervor, welche es wünschenswerth machen, noch einmal oder gar mehrmals die Gesammtheit der Schnitte in ihrer nachbarlichen Reihenfolge zu durchmustern, um sich zu überzeugen, dass bei der ersten Betrachtung nichts übersehen worden ist. Die einfachste Vorsicht gebietet es, ein solches secirtes Organ einzurichten, wie ein Buch, das man hie und da aufschlagen, oder ganz und gar »durchblättern« und dann wieder zumachen kann. Lässt man doch auch ein Buch deshalb binden, um jedem Blatte seinen bestimmten Platz zu sichern, so dass man in jedem Augenblicke ohne viel Mühe es an seiner Stelle auffinden kann.

Es fragt sich nun, wo soll der »Einband des Buches« liegen? Auch auf diese Frage ergiebt sich die Antwort leicht bei einer genaueren Erwägung der Verhältnisse jedes einzelnen Organs. Man muss überall den Zusammenhang da erhalten, wo die wichtigsten Verbindungen des Organs mit den Nachbartheilen liegen.

Bei allen grösseren drüsigen, sowie bei den drüsen-

artigen Organen (Milz, Lungen), wird man von der lateralen
Oberfläche her einschneiden und die Stelle schonen, wo die
Gefässe ein- und austreten, die Ausführungsgänge das Organ
verlassen, die Nerven zu ihm gelangen. Dies ist die Stelle,
die man je nach dem Organ Hilus, Porta, Radix, Basis
nennt. Ergiebt sich nach gemachtem Einschnitt, dass irgend
eine besondere Veränderung in dem Organ vorhanden ist, die
muthmaasslich durch ein primäres Gefässleiden bedingt oder
durch einen, in den Ausführungsgängen fortkriechenden
Krankheitsprozess hervorgerufen ist, so ist es bei erhaltenem
Hilus leicht, von den weiteren Gefäss- oder Canalabschnitten
in demselben (der Porta oder der Radix) aus eine Sondirung, Präparirung, Einspritzung, Einblasung u. dgl. vorzunehmen. Gelingt die eine dieser Untersuchungsmethoden
nicht, so wird die andere anwendbar sein.

Anders verhält es sich mit Gehirn und Rückenmark.
Hier haben wir keinen anderen »Einband«, als die weiche
Haut, welche die Gefässe trägt. Man wird also am Rückenmark Querschnitte machen, die auf der hinteren oder vorderen Fläche (entgegengesetzt der Fläche, von wo man eingeschnitten hat) die Pia mater noch im Zusammenhang
lassen. Am Gehirn werden die Schnitte durch die Hemisphären stets von innen nach aussen zu richten sein, so
dass trotz der grössten Multiplication derselben im Innern
es am Schlusse der Section doch noch möglich ist, das Gehirn wieder »zuzumachen«. Im Allgemeinen gebe ich die
Regel, dass jeder folgende Schnitt über die Mitte der vorhergehenden Schnittfläche geführt und jede neue Hälfte immer
wieder von Neuem halbirt werden soll.

Dieses Verfahren ist natürlich nicht anwendbar auf die
grossen Ganglien. Seh- und Streifenhügel lassen sich nicht
so schneiden, dass ihnen die weiche Haut als »Einband«
dient. Das arachnoideale Blatt, welches sie erreicht, das
sogen. Velum choroides nebst den dazu gehörigen Plexus,
berührt nur einen kleinen Streifen, die sogenannte Stria
cornea, und man muss dasselbe abziehen, ehe man überhaupt
die Zerlegung der grossen Ganglien beginnt. Letztere spalte

ich durch fächerförmig angelegte Radialschnitte, deren ge-
meinschaftlicher Ausgangspunkt der Hirnstiel (Pedunculus
cerebri) ist; wird ihre Zahl auch noch so sehr vermehrt,
was gerade hier sehr nothwendig ist, so lässt sich doch durch
die Verbindung jedes einzelnen Theilstückes mit dem Hirnstiel ein festes Verhältniss der gegenseitigen Lagerung bewahren.

Bevor ich in meiner Darstellung weitergehe, scheint es
mir am Platze zu sein, noch einige Worte in Bezug auf die
Untersuchung der Hirnhöhlen anzuschliessen, um die Methode der Hirnsection an dieser Stelle einigermaassen zum
Abschluss zu bringen. Meiner Meinung nach sollte jede
Hirnuntersuchung, nachdem die äusseren Häute absolvirt
sind, mit der Eröffnung der Hirnhöhlen beginnen, weil, abgesehen von allen durch die Manipulation hervorgebrachten
Zerrungen und Drückungen, jede Zögerung Zerreissungen
schon durch die Schwere des Organs begünstigt und damit
die Gefahr eines uncontrolirten Abflusses der Flüssigkeiten
vermehrt. Ich führe daher den ersten Schnitt, den ich
überhaupt in das Gehirn mache, sofort in die eine Seiten-
höhle.

Dieser Schnitt ist aber nicht so zu führen, wie man
selbst jetzt noch häufig die Seiten-Hirnhöhlen in den anatomischen Präparirsälen aufsucht, dass man zuerst das sogenannte
Centrum semiovale Vieussenii blosslegt und nun von da aus,
vielleicht gar durch Graben mit dem Skalpellstiel, gleichsam
auf dem Wege des Bergbaues, sich Hirnhöhlen herstellt.
Vielmehr muss man sich erinnern, dass zwischen den Mittel-
theilen (Cellae mediae) der Seitenventrikel nur das ganz
dünne Septum pellucidum als Scheidewand steht, und dass
dieses sich gerade unter der Rhaphe corporis callosi befindet. Schneidet man also 1 mm seitwärts von dieser
Rhaphe senkrecht in das Corpus callosum ein, so gelangt
man in einer Tiefe von 2—3 mm direct in eine Cella media.
Dieser Schnitt, der gegen die Ebene des Centrum semiovale
einen Winkel von 90⁰ bildet, sollte der erste Schnitt
sein, der überhaupt in das Gehirn geführt wird, es

sei denn, dass ganz besondere Verhältnisse, z. B. eine Geschwulst, eine Abweichung indiciren.

Allein mit diesem Schnitte ist natürlich nicht die ganze
Eröffnung der Ventrikel abgethan. Um die Vorder- und
Hinterhörner zu öffnen, oder wenigstens, da namentlich die
Hinterhörner häufiger ganz oder theilweise obliterirt[1]), als offen
sind, ihr Verhalten darzulegen, ist es nothwendig, nach vorn
und nach hinten besondere Schnitte zu führen. Diese dürfen nicht mehr vertikal, sondern sie müssen horizontal, der
vordere höher, der hintere tiefer, in die Vorder- und Hinter-
lappen des Grosshirns gelegt werden. Dann erst übersieht
man die ganze Ausdehnung der Seitenhöhlen, da wenigstens
der Eingang zu dem Cornu descendens durch den Schnitt
gegen das Cornu posterius gleichfalls offen gelegt ist.

Hat man nun den Inhalt der Seitenhöhlen, die Beschaffenheit ihrer Wandungen und der Adergeflechte, den Zustand
der Scheidewand festgestellt, so ergreift man mit der linken
Hand die letztere dicht hinter dem Foramen Monroi, schiebt
vor den Fingern das Messer durch dieses Loch hindurch,
schneidet schief nach oben und vorn das Corpus callosum
durch und zieht nun vorsichtig alle diese Theile (Corpus
callosum, Septum pellucidum, Fornix) von dem Velum choroides ab. Sobald das letztere blossgelegt ist, hat man den
Zustand seiner Gefässe und seines Gewebes zu untersuchen.
Alsdann fasst man von vornher mit dem Skalpellstiel
unter das Velum, zieht dasselbe von der Zirbel und den
Vierhügeln ab, constatirt den Zustand dieser Theile und hat
nun den dritten Ventrikel offen vor sich. Endlich spaltet
man durch einen senkrechten langen Schnitt die Vierhügel
und das Kleinhirn bis in den Aquaeductus Sylvii und die
vierte Hirnhöhle.

Diese Auseinandersetzung dürfte genügen, um gerade an
einer Stelle, wo die pathologisch-anatomische Untersuchung
einen durchaus eigenthümlichen und von dem der descrip-
tiven Anatomie mehrfach abweichenden Gang zu verfolgen

---

[1]) Meine Gesamm. Abh. zur wiss. Medicin. S. 890.

hat, die bequemste und am schnellsten zu einem sicheren
Ziele führende Methode der Dissection darzulegen. Zugleich
ist damit wohl am besten gezeigt, wie auch hier wirkliches
Schneiden jeder anderen Art der Trennung vorzuziehen ist,
und zwar, was ich noch einmal besonders betone, ziehen-
des Schneiden. Gerade an einem Organe, dessen Einzel-
theile eine so grosse Wichtigkeit haben, wie das Gehirn, wo
jeder einzelne Abschnitt sich von dem anderen durch die
Besonderheit seiner Function unterscheidet, ist es von höchster Bedeutung, glatte Schnitte zu haben. Wie wäre es
möglich, auf einer unebenen, gequetschten oder gerissenen
Fläche kleine Erweichungs- oder Verhärtungsherde nachzuweisen? Und doch sind dies zwei der häufigsten Veränderungen im Gehirn. Daher sage ich meinen Schülern:
»lieber falsche, aber glatte, als richtige und un-
ebene Schnitte!« Denn selbst an einem in falscher Richtung geführten Schnitte kann man sich zur Noth orientiren;
ein schlechter Schnitt ist ganz und gar werthlos. —

Der Wichtigkeit des Gegenstandes willen bespreche ich
noch die Untersuchung eines zweiten Organs im Detail, um
die Besonderheit meiner Methode und die Gründe dafür klar
zu legen.

Es ist dies die Dissection des Herzens. Obwohl
die allgemeinen Gesichtspunkte, welche ich als maassgebende
dargestellt habe, auch für das Herz zutreffen, so sind hier
doch so mannichfaltige Einzelheiten zu berücksichtigen, dass
zahlreiche Modificationen der allgemeinen Regel erforderlich
werden.

Nachdem der Herzbeutel eröffnet und seine Zustände
festgestellt, auch die äussere Erscheinung und Lage des
Herzens, seine Grösse, Gestalt, Farbe, Consistenz, der Blutgehalt der oberflächlichen Gefässe, der Fettgehalt des sub-
pericardialen (epicardialen) Gewebes u. s. w. ermittelt sind,
hat die erste Eröffnung des Herzens selbst und zwar in situ
stattzufinden. Diese erste Eröffnung hat zwei Zwecke: die
Feststellung des Blutgehalts der einzelnen Höhlen
und die Untersuchung der Weite der Atrioventricu-

larostien. Die Nothwendigkeit einer solchen Feststellung
liegt auf der Hand. Denn der Nachweis der Menge und Beschaffenheit des in den einzelnen Herzabschnitten enthaltenen
Blutes ist von bestimmender Wichtigkeit für die Ermittelung
der Todesart. Zwei der wichtigsten Todesarten, der asphyk-
tische Tod (Erstickungstod) und der Tod durch Herzlähmung
(Herzschlag, Apoplexia cordis), werden, der erstere durch die
starke Füllung der rechten, der zweite durch Füllung der
linken Herzkammer, wenn auch nicht absolut erkannt, so
doch in hohem Maasse wahrscheinlich. Die Untersuchung
der Weite der Atrioventricularostien aber, namentlich die des
linken, ist im klinischen Interesse, zum Theil auch im forensischen, unabweislich.

Fig. 1.

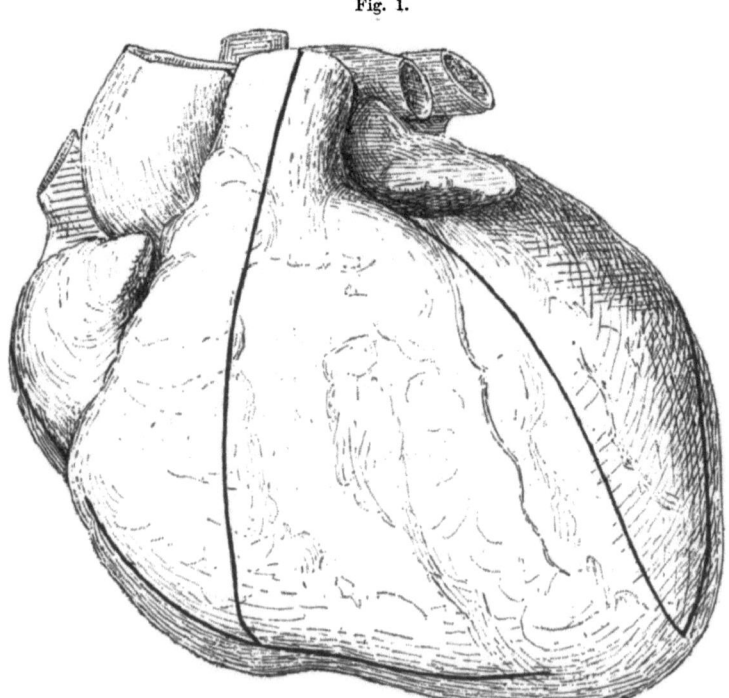

Leider ist eine andere Frage, welche in Bezug auf die
Atrioventricularostien aufgeworfen werden kann, mit voller
Evidenz nur in gewissen Fällen zu beantworten: ich meine
die Frage nach der Schliessungsunfähigkeit (Incontinenz,

weniger genau, obwohl häufiger, Insufficienz genannt).
Es lässt sich bei einer gewöhnlichen Section keine Methode
in Anwendung bringen, durch welche die Schliessungsfähigkeit
der Atrioventricularklappen wirklich erprobt würde. Wir
müssen uns darauf beschränken, diese Probe durch eine
genaue Betrachtung der Klappentheile zu ersetzen, und ich
will schon hier darauf aufmerksam machen, dass daraus die
Forderung hervorgeht, alle zu den Atrioventricularklappen
gehörigen Theile, also auch die Chordae tendineae und die
Musculi papillares, unverletzt zu erhalten.

Aus der Kenntniss der zwei angeführten Zwecke folgt
für die erste Eröffnung des Herzens, dass dabei jederseits
die Basis geschont werden muss. Denn an der Basis
inseriren sich rechts die Zipfel der Valvula tricuspidalis,
links die der Valvula bicupidalis, und wenn wir die Basis
durchschneiden, so verletzen wir mindestens einen der Zipfel
dieser Klappen auf jeder Seite. Ueberdies würde es ganz
unmöglich sein, den Blutgehalt jeder einzelnen Herzhöhle,
also jedes Atriums und jedes Ventrikels, für sich zu bestimmen, wenn wir nicht eine getrennte Eröffnung jeder einzelnen
Höhle vornähmen. Daraus ergiebt sich also, dass diese erste
Eröffnung durch 4 besondere Schnitte (vgl. Fig. 1) zu
bewirken ist.

Ueber die Lage und Richtung dieser Schnitte ist kaum
zu streiten. Die Einrichtung des Herzens lässt keine grosse
Auswahl in Bezug auf die Schnittstellen zu. Variationen sind
nur innerhalb kleiner Grenzen möglich. Ich formulire mein
Dissectionsschema folgendermaassen:

1. Die natürliche und gegebene Schnittstelle für den
rechten Ventrikel ist der rechte (untere) Rand des Herzens.
Hier hat der Schnitt dicht an der Basis zu beginnen und er
muss sofort bis in das Innere des Ventrikels, also tief und
kräftig, geführt werden; gegen die Herzspitze hin wird das
Messer frühzeitig herausgezogen, da man sonst leicht Gefahr
läuft, das Septum zu durchschneiden.

2. Dieser Schnitt ist zugleich die Führungslinie für die
drei anderen Schnitte: eine Ebene, welche in der Richtung

desselben durch das Herz gelegt wird, bezeichnet für jeden
einzelnen Herbabschnitt die Schnittstelle.

3. Der Schnitt für den rechten Vorhof beginnt in der
Mitte zwischen den Einmündungsstellen der beiden Hohladern
und endet dicht vor der Basis.

4. Der Schnitt für den linken Vorhof beginnt auf der
linken oberen Lungenvene und endet gleichfalls dicht vor der
Basis, welche gewöhnlich durch die stark vortretende Kranz-
vene bezeichnet wird. Verletzung der Kranzgefässe ist sorgfältig zu vermeiden.

5. Der Schnitt durch den linken Ventrikel beginnt dicht
unter der Basis und endet kurz vor der Herzspitze. Er muss
tief und kräftig geführt werden.

6. Um das Herz in die richtige Lage für den Schnitt
zu bringen, schiebe ich, wenn die Schnitte für das rechte
Herz gemacht werden sollen, den steif ausgestreckten Zeigefinger der linken Hand unter das Herz und zwar an der
Basis, so dass der ventriculäre Theil über den Zeigefinger
als über ein Hypomochlion herabhängt; dann drehe ich das
Herz soweit nach links um seine Axe, dass der rechte Rand
nach vorn zu liegen kommt, und setze den Daumen der linken Hand dicht hinter diesem Rande an der Basis ein. Nachdem das Herz so fixirt ist, mache ich hintereinander die
beiden Schnitte für die rechte Seite.

7. Handelt es sich um die linke Seite, so fasse ich die
Spitze des Herzens, ziehe sie nach links und oben, und lege
das ganze Herz so in die linke Hand, dass ich dasselbe mit
den Fingern umfassen und die hintere Wand durch einen ge-
linden Druck etwas vorwölben und von dem Septum entfernen
kann. Dann mache ich ebenfalls hintereinander die Schnitte
für die linke Seite.

Soviel über die Methode des Schneidens. Ich habe das
Nöthige hier im Zusammenhange dargestellt, obwohl in der
Ausführung die Untersuchung des Blutgehalts und die der
Weite der Atrioventricularostien sich dazwischen schiebt.
Nachdem nämlich die Schnitte in das rechte Herz gemacht
sind, nehme ich zuerst das Blut aus dem rechten Vorhof und

bestimme dessen Menge und Beschaffenheit. Alsdann schiebe
ich zwei Finger der linken Hand (Zeige- und Mittelfinger)
vom Vorhofe aus durch das Ostium tricuspidale bis in den
Ventrikel und versuche, diese Finger zu öffnen (von einander
zu entfernen). Dann nehme ich das Blut aus dem rechten
Ventrikel und bestimme dasselbe. Ebenso verfahre ich auf
der linken Seite.

In Bezug auf die Untersuchung der Artrioventricular-
ostien bemerke ich nochmals, dass bei diesem ersten Akt
nichts Anderes, als ihre Weite, ermittelt werden soll. Der
Untersucher muss also der Versuchung widerstehen, schon bei
dieser Operation fühlen zu wollen, ob und wie die Klappen
verändert seien. Dazu kommt später erst die Zeit, wenn
man nicht mehr auf das Fühlen beschränkt ist, sondern das
Auge Zugang zu diesen Theilen gewonnen hat. Jeder Ver-
such, schon jetzt durch Fühlen, Reiben u. s. w. die Beschaffenheit der Klappenränder zu ermitteln, ist geeignet, Veränderungen zu erzeugen oder vorhandene Veränderungen zu
beseitigen, z. B. aufsitzende Gerinnsel zu zerbröckeln oder
gar abzulösen. Hat man die zwei Finger eingeschoben und
die Weite des Ostiums festgestellt, so zieht man sie einfach
wieder zurück. Ich bemerke dabei, dass jeder Einzelne sich
durch Erfahrung für seine Finger ein Maass der normalen
Weite verschaffen muss. Für dünne Finger, wie ich sie be-
sitze, kann man annehmen, dass das Ostium tricuspidale
nicht blos den Zeige- und Mittelfinger neben einander ein-
zubringen gestattet, sondern dass man auch noch beide Finger
so weit von einander entfernen (öffnen) kann, dass man einen
dritten Finger, z. B. den Zeigefinger der rechten Hand zwischen sie vom Ventrikel aus einzuführen vermag. Für sehr
grosse und dicke Finger ist das natürlich nicht zutreffend.
Auf der linken Seite ist überdies der Contractionszustand des
Herzens in Betracht zu ziehen. Ist der linke Ventrikel stark
zusammengezogen, so wird dadurch auch die Basis des Herzens, welche mit der Basis des Ostiums gleichbedeutend ist,
verengt. Man muss dann durch sanftes Auseinanderdrängen
den Contractionszustand und den sehr häufig gleichzeitig

vorhandenen Rigor mortis überwinden, was ohne Schwierigkeit gelingt. Erst nach Lösung des Contractionszustandes
lässt sich über die wirkliche Weite des Ostiums urtheilen.

Mit diesen Ermittelungen ist der erste Akt der Herzuntersuchung beendigt. Der zweite Akt beginnt mit der
Herausnahme des Herzens. Man fasst zu diesem Zwecke
mit dem Zeigefinger der linken Hand in den linken, mit dem
Daumen derselben Hand in den rechten Ventrikel durch die
schon gemachten Schnittöffnungen, zieht die Herzspitze und
damit das ganze Herz in die Höhe und durchschneidet mit
3—4 kräftigen, langen Horizontalschnitten die Hohl- und
Lungenvenen, die Lungenarterie und Aorta, sämmtlich nicht
allzu dicht am Herzen. Ist das Herz herausgenommen, so
betrachtet man zuerst die Schnittöffnungen der Aorta und
der Lungenarterie, bestimmt die Weite dieser Gefässe und
die Dicke ihrer Wandungen, und entfernt aus ihnen die vorhandenen Blutgerinnsel. Darauf folgt die Untersuchung der
Schlussfähigkeit der arteriellen Ostien durch Eingiessen von Wasser in die Aorta und in die Lungenarterie.
Bevor dies geschieht, muss man sich jedes Mal überzeugen,
dass alle frischen Blutgerinnsel nicht nur aus den Gefässen
selbst, sondern auch aus den Ostien und aus den Ventrikeln
entfernt sind. Denn es ist klar, dass an jeder dieser Stellen
vorhandene Gerinnsel auch ein incontinentes Ostium so ver-
schliessen können, dass der Eindruck einer vollständigen
Continenz entsteht. Bei dem Eingiessen des Wassers muss
das Herz ganz frei in der Luft gehalten werden, denn
wenn man es aufstützt, so kann irgend ein Theil der Wand
gegen das zu untersuchende Ostium geschoben werden und
dasselbe verlegen. Ebensowenig darf man das Herz in die
Hand nehmen und mit den Fingern umfassen, weil es dadurch zusammengedrückt und das Durchfliessen des Wassers
durch das Ostium gehindert wird. Vielmehr muss man das
Herz entweder an den zu untersuchenden Gefässen selbst,
oder äusserlich in der Nähe der Basis der Klappe mit den
Fingerspitzen beider Hände so fixiren, dass die Ebene des
betreffenden Ostiums genau horizontal steht und

nach keiner Seite hin gezerrt wird. Denn bei einer schiefen Stellung des Ostiums tritt eine ungleiche Belastung der einzelnen Klappentheile und die Gefahr des Durchfliessens auch an einer sonst schliessenden Klappe ein, und mit einer seitlichen Zerrung oder Spannung, wodurch das runde Lumen eines Gefässes in die Form einer Säbelscheide gebracht wird, hören überhaupt die Bedingungen eines normalen Schlusses, d. h. der Aneinanderlegung congruenter Klappentheile auf. Man muss daher auch stets beide Hände zu einer richtigen Aufhängung des Herzens verwenden und durch eine zweite Person das Wasser eingiessen lassen.

Am besten geschieht diese Aufhängung, wenn das Ostium aorticum untersucht werden soll, in der Art, dass man sich eine Reihe von Fixirungspunkten für die Fingerspitzen im Umfange des Ostiums, also am rechten und linken Vorhofe und an der Lungenarterie, sucht. Die Ränder der Durchschnittsöffnung der Aorta selbst zu benutzen, ist stets etwas bedenklich, da man nicht Raum genug hat, um mehr als zwei Punkte zu fassen; beschränkt man sich darauf, so werden meist ungleiche Spannungen herbeigeführt. In jedem Falle sollte überdies die Aorta noch einmal, etwa in einer Entfernung von 4—5 cm. über dem Ostium, durch einen, der Ebene des Ostiums parallelen Schnitt durchtrennt werden. Man gewinnt dadurch die Möglichkeit, während des Eingiessens des Wassers das Verhalten der einzelnen Klappentheile direct zu beobachten und sich genau über die Stelle zu unterrichten, wo das Wasser abfliesst. Ich mache übrigens darauf aufmerksam, dass zuweilen das Wasser sinkt und schliesslich ganz verschwindet, ohne dass es durch das Ostium abläuft. In diesem Falle fliesst es gewöhnlich durch die Kranzarterien ab, welche leicht bei der ersten Eröffnung der linken Herzseite ausgeschnitten werden. Es muss daher auf diesen Punkt besondere Aufmerksamkeit verwendet werden.

An der Lungenarterie fällt die Mehrzahl dieser Schwierigkeiten weg; man kann daher fast immer ohne weitere Vorbereitung die Aufhängung des Herzens behufs der Prüfung des Ostium pulmonale in der Art bewerkstelligen, dass

man die Ränder der Schnittöffnung des Gefässes zwischen
den Fingern fixirt.

Erst jetzt kommt der dritte Akt in der Herzuntersuchung:
die vollständige Eröffnung der beiden Herzven-
trikel.

Zu diesem Zwecke legt man am besten das Herz genau
in der Stellung, welche es im Körper einnahm, auf ein
Brettchen oder einen Tisch, und macht die nöthigen Schnitte
in dieser Stellung. Das hat den Vorzug bekannte Rich-

Fig. 2

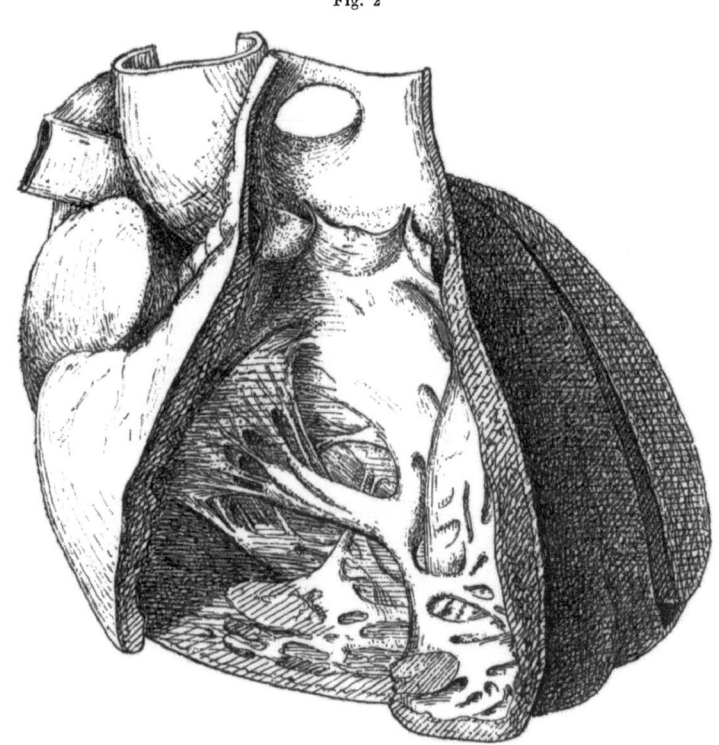

tungen für das Auge festzuhalten. Durch die nun folgenden
Schnitte soll die Innenfläche des Herzens soweit für Auge
und Hand zugänglich gemacht werden, dass der Rest der
noch zu untersuchenden Stellen bequem erreicht werden
kann. Unter diesen sind in erster Linie zu nennen die
Atrioventricularklappen mit den zu ihnen gehörigen Sehnenfäden und Papillarmuskeln. Nächstdem die Herzhöhlen selbst

und das sie auskleidende Endocardium, die arteriellen Klappen, das Septum ventriculorum und das Septum atriorum, endlich die Musculatur. Die Atrioventricularklappen sind hier zuerst genannt, nicht wegen ihrer hervorragenden Dignität, sondern weil der schon früher besprochene Mangel einer eigentlichen Schliessprobe für sie es erforderlich macht, sie einer um so genaueren Betrachtung zu unterwerfen und sie bis dahin ganz unverletzt zu erhalten. Bei den arteriellen Klappen, welche inzwischen in Beziehung auf ihre Schliessungsfähigkeit geprüft sind, ist eine derartige Schonung nicht mehr nöthig. Dadurch bestimmt sich die Richtung der Schnitte, welche die volle Eröffnung der Ventrikel herbeiführen sollen.

a. Am rechten Ventrikel soll dieser Schnitt (vgl. Fig. 2) in der geraden Verlängerung der Lungenarterie, und zwar in der Nähe der Herzbasis, nicht längs des Septum, liegen. Man bedient sich dazu am besten einer langen Scheere (Darmscheere). Das eine Blatt derselben wird von dem früheren, am rechten Rande geführten Schnitte aus in der Richtung gegen die Lungenarterie hin eingelegt. Dabei ist nur Eines zu merken. In dieser Richtung liegt der vordere Papillarmuskel der Tricuspidalis mit seinen Sehnenfäden, der erhalten werden muss. Schneidet man ihn selbst oder seine Sehnenfäden durch, so ist nachher eine volle Prüfung des Klappenapparates der Tricuspidalis nicht mehr möglich. Das Scheerenblatt muss vor diesem Papillarmuskel eingebracht und der Schnitt durch die vordere Wand des Ventrikels und der Lungenarterie, wie gesagt, näher an der Basis geführt werden.

b. Am linken Ventrikel soll der Schnitt (vgl. Fig. 3), der auch hier mit einer langen Scheere ausgeführt wird, in der Verlängerung der Aorta ascendens liegen, und zwar dicht am Septum ventriculorum. Er beginnt von der Herzspitze aus und durchschneidet die (linke) Wand des Ventrikels und die linke Wand der Aorta. Diejenige Stelle, welche hier am meisten der Schonung und einer besonderen Aufmerksamkeit bedarf, ist die Basis der Mitralis. Es hängt dies folgendermaassen zusammen. Wenn man gerade aufwärts, von der Herzspitze nach dem Ostium aorticum zu, längs der Scheidewand schneidet, so kreuzt dieser Schnitt das Ostium pulmonale und man würde bei einfacher Fortführung desselben die Klappen der Arteria pulmonalis zerschneiden. Man vermeidet dies, indem man während des Schneidens die Lungenarterie nach rechts zieht und links neben und hinter ihr weiter schneidet. Allein man darf nicht weit nach links abweichen. Der natürliche Engpass, durch welchen man zu passiren hat, besitzt auch seine Charybdis.

Fig. 3.

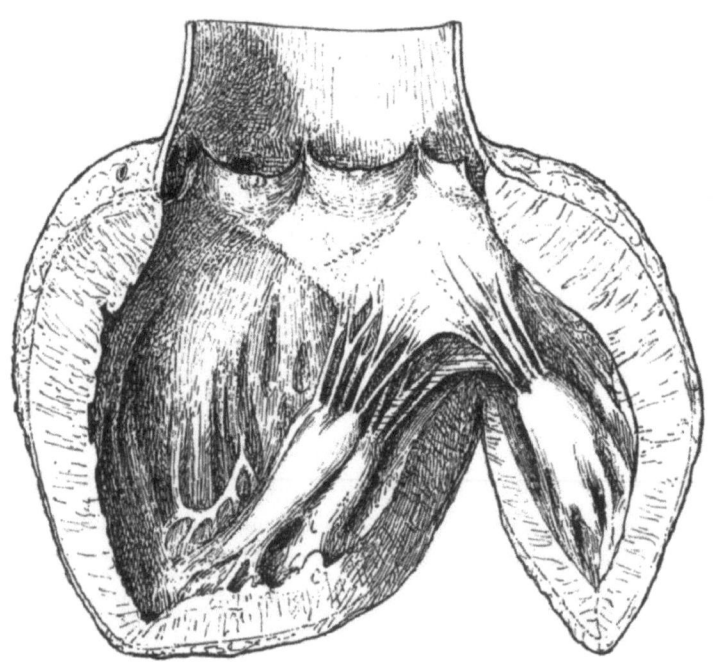

Ganz nahe an dieser Stelle inserirt sich innen der rechte Rand der Basis der Mitralis, welche sich bekanntlich unmittelbar an den hinteren und linken Rand des Ostium aorticum anschliesst. Sowie der Schnitt auch nur um einige Millimeter zu weit nach links abweicht, so schneidet man dasjenige Stück der Mitralis an, welches den letztgenannten Anschluss herstellt. Man findet dann beim Aufklappen des durchschnittenen Herzens ein Loch in der Basis der Mitralis.

Aeusserlich entspricht dieser Stelle genau der rechte Rand
der Basis der Auricula cordis sinistra. Daran hat man sich
zu orientiren. Der Schnitt muss also in der Mitte zwischen Ostium pulmonale und Auricula sinistra
durchgelegt werden.
Damit ist die Hauptsache erledigt. Man kann dann
noch die Vorhöfe etwas weiter eröffnen, indem man mit der
Scheere ihre Wand zwischen den Einmündungen der Hohl-
venen rechts und der Lungenvenen links durchschneidet. Man
kann ferner weitere Schnitte in die Musculatur legen, z. B.
die sehr wichtigen Schnitte, welche parallel der Oberfläche
von den zuletzt ausgeführten Ventrikelschnitten aus angelegt
werden, und welche die Herzwand in eine innere und eine
äussere Hälfte zerspalten. Man kann ferner noch die Kranzarterien aufschneiden, deren Verlauf durch die bisherigen
Schnitte in der Hauptsache noch unverletzt ist. Indess sind
dies Aufgaben, welche nur ausnahmsweise bei besonderen
Fällen zu verfolgen sind. In der Regel werden die drei
Akte genügen. Aber sie sind auch indispensabel. Keine
ordentliche Herzuntersuchung kann angestellt werden, ohne dass nicht jene drei Akte regelrecht ausgeführt werden.
Wenn man die lange Beschreibung, welche ich davon
gegeben habe, durchliest, so könnte man glauben, es müsse
eine lange Zeit dazu gehören, dies Alles zu bewerkstelligen.
Es kann einem ergehen, wie jenem unglücklichen Kreisphy-
sikus, der bei Lesung des neuen Regulativs zu dem Glauben
kam, die Ausführung einer Obduction nach diesem Regulativ
werde mindestens zwei Tage dauern. Das Eine ist so irr-
thümlich, wie das Andere. Eine Herzuntersuchung in der
angeführten Weise kann von Jedermann in 10 Minuten ausgeführt werden, gleichwie eine Obduction nach dem neuen
Regulativ in 3, bei geringer Complication schon in $1\frac{1}{2}$ bis
2 Stunden gemacht werden kann.
Ich habe, um mir selbst ein Urtheil über die Anforderungen des Regulativs zu bilden, einige Obductionen ge-
eigneter Fälle in der vorschriftsmässigen Weise angestellt und

ich gebe die Protokolle darüber hier im Anhange als Beweis-
stücke und zugleich in einem gewissen Sinne als Muster-
stücke. Nicht in dem Sinne, dass sie, wie früher die
Casper'schen Obductionen, als Vorbilder für Sprache und
Technik dienen und den Obducenten die Sorge um eigene
Beschreibung und Bezeichnung der Dinge abnehmen sollen,
sondern nur in dem Sinne, dass sie zeigen sollen, wie sich
ein Protokoll in der Vorstellung derer, welche das Regulativ
ausarbeiteten, etwa ausnimmt. Diese Protokolle sind mit
einer gewissen Freiheit diktirt, und ein sehr kritisches Auge
könnte vielleicht einzelne Verstösse gegen das Regulativ
entdecken und eine »Revisionsbemerkung« daran knüpfen.
Indess werden dies, wie ich hoffe, so untergeordnete Punkte
sein, dass wenigstens keine Revisionsbemerkungen im Sinne
der Wissenschaftlichen Deputation sich an dieselben anschliessen lassen dürften.

Die Fälle, welche ich ausgewählt habe, besitzen auch
sonst einiges Interesse, und ich werde mir erlauben, einige
epikritische Bemerkungen anzufügen.

I. Fall.

Unbekannter Mann. Todt eingebracht. Gesicht mit Blut bedeckt. Linke
  Gesichtsseite, namentlich die Ohrgegend, blauroth. Tod durch Erstickung in Folge von Lungenblutung und Lungenödem.

Obductionsdauer: 2 Stunden 5 Minuten. (November 1875.)

A. Aeussere Besichtigung.

1. Der Leichnam des dem Anscheine nach 40—50 Jahre alten Mannes
   ist 1,75 m lang, sehr kräftig gebaut, mit schwachem Fettpolster, dagegen kräftiger Muskulatur, die am Oberarm und Ober-
   schenkel verhältnissmässig schwächer, als am Vorderarm und
   Unterschenkel, ist.
2. Die Farbe des Körpers ist im Allgemeinen blass, am Unterleib
   grünlich, an der hinteren Körperseite, am Hodensack und der
   Eichel gleichmässig blauroth und nur an den gedrückten Stellen,
   auch am Rücken, blass. Die blaurothe Farbe lässt sich durch Fingerdruck nur schwer, aber ziemlich vollständig beseitigen; beim
   Einschnitt sieht man nur gefüllte Gefässe in der Haut und Unterhaut, aus denen flüssiges Blut austritt.

3. Beim Umdrehen der Leiche, zum Zweck dieser Untersuchung, fliesst aus Nase und Mund eine blutige dünne Flüssigkeit.

4. Das Gesicht, namentlich die linke Seite bis zum Ohr hin, und der Bart sind vielfach mit angetrocknetem Blut beschmutzt, am stärksten die Nasenlöcher und Lippen. Eine braunrothe, trockene, pulverige Substanz, welche nach links hin in grössere, zusammenhängende Plättchen von getrocknetem Blut übergeht, bedeckt den Hals und die obere Brustgegend.

5. Das Kopfhaar ist reichlich, lockig, lichtbraun, mit zahlreich eingesprengten grauen Haaren. Der Bart voll und namentlich der Kinn- und Backenbart stark entwickelt, von mehr rothbrauner Farbe. Augenbrauen dicht, und ebenso, wie die Augenwimpern, von dunkel graubrauner Farbe. Die Iris blass graublau. Das Gesicht stark, mit voller Stirn, grosser gerader Nase, starken Backenknochen. Vorderzähne vollständig, Backenzähne vielfach cariös und defect. Keine Spuren frischer Verletzung. Lippen blass und zart.

6. Sonstige besondere Merkmale sind am Körper nicht vorhanden, nur die Vorhaut ist ungemein kurz, bedeckt nur den Rand der Eichel, jedoch ist keinerlei Narbe an ihr zu bemerken.

7. Die Hände gross. Die Nägel lang und bläulich, unter den vorspringenden Rändern mit dickem schwarzem Schmutz erfüllt, von dem sich auch an der Hohlhand Spuren finden.

8. Die Extremitäten sind in den Hauptgelenken etwas beweglich, zeigen jedoch an den kleineren Gelenken überall Spuren von Todtenstarre.

9. Die Augenlieder sind nicht ganz geschlossen, die Hornhäute durchsichtig und verhältnissmässig prall.

10. Die Nasenöffnungen zeigen ausser dem erwähnten Blut keine fremden Körper.

11. Der Mund ist leicht geöffnet, ebenso die Zahnreihen. Die Zunge liegt hinter den Zähnen und ist ebenso, wie der Gaumen, mit flüssigem Blut bedeckt.

12. Aeussere Ohren ungemein gross, das linke dunkelbraunroth. Beim Einschneiden tritt überall reichliches Blut aus den zerschnittenen Gefässen, jedoch zeigt sich kein in das Gewebe ausgetretenes Blut. Ohröffnungen leer.

13. Hals nicht ganz leicht beweglich, ohne erkennbare Veränderung.

14. Brust voll, Bauch wenig aufgetrieben.

15. An den Extremitäten, namentlich den unteren, schwache Gänsehaut. Die Unterschenkel über den Knöcheln etwas dick, beim Fingerdruck Gruben bildend, beim Einschneiden die Gewebe mit Flüssigkeit durchtränkt. Dicht über den Knöcheln liegt jeder-

seits lose ein zusammengeknoteter Bindfaden; dem entsprechend
findet sich ein querer Eindruck an der inneren und vorderen Seite,
der eingeschnitten keine Blutunterlaufung zeigt.

16. Die Umgebung des Afters durch braunen Koth sehr reichlich be-
sudelt. After geschlossen.

17. Im Uebrigen keine Spur von äusseren Verletzungen wahrnehmbar.

B.. Innere Besichtigung.

I. Kopfhöhle.

18. Die weichen Kopfbedeckungen werden durch einen Schnitt quer
über den Kopf vorschriftsmässig durchschnitten und zurückgeschlagen. Dabei zeigen sich alle diese Theile, und zwar nach
hinten mehr als nach vorn, röthlich gefärbt, ohne dass jedoch
an irgend einer Stelle eine stärkere, als Blutaustretung zu er-
kennende Röthe hervorträte; vielmehr fliesst überall dickflüssiges
Blut aus den durchschnittenen Gefässen und die Weichtheile erscheinen gleichmässig durchtränkt mit röthlicher Flüssigkeit.

19. Der sehr breite und stark gewölbte Schädel zeigt nach hinten hin
in ähnlicher Weise eine röthliche Tränkung seines Gewebes, am
stärksten an den Nähten, welche sehr zackig und an verschiedenen Stellen mit Schaltknochen besetzt sind. Im Uebrigen ist die
Farbe des Schädels schmutzig gelbgrau, an einzelnen Stellen
mehr weisslich.

20. Der Schädel sägt sich schwer und lässt sich, nachdem er durchsägt ist, von der harten Hirnhaut nicht abheben. Es wird daher
die letztere sofort mit durchschnitten, und da auch das Gehirn
beim Anziehen folgt, die Herausnahme desselben gleichfalls durch
regelmässige Trennung der Verbindungen an der Grundfläche
sofort bewerkstelligt.

21. Nach der Herausnahme zeigt sich keine Flüssigkeit, auch kein
sonstiger Erguss an der Grundfläche. Die grossen Blutleiter da-
selbst enthalten nur flüssiges Blut in mässiger Menge.

22. Die harte Hirnhaut trennt sich schwer von der Basis und den hinteren Theilen. Irgend eine Art von Verletzung der Knochen des
Schädelgrundes ist nicht wahrzunehmen.

23. Auch an der Grundfläche des Gehirns selbst zeigt sich keine Veränderung. Die grossen Arterien sind weit, aber platt und leer.
Die weiche Haut überall zart und nur die venösen Gefässe gegen
ihre Wurzeln hin gefüllt.

24. Nach der Herausnahme des Gehirns aus dem Schädeldach erscheint
die innere Fläche der harten Hirnhaut durchweg blass, ohne irgend

einen Beschlag, die Haut selbst etwas dick und sehnig, der lange
Blutleiter etwas weit, aber durchweg mit flüssigem Blute gefüllt.

25. Es wird sodann die harte Haut vom Schädeldach abgezogen. Sie
erscheint auch äusserlich blass, die stark vorspringenden Gefässe
sind leer.

26. Das Schädeldach zeigt nirgends einen Sprung oder eine Verletzung,
und hat nur wenig Schwammsubstanz. Die Knochen sind durchschnittlich 5—6 Mm. dick. An der Innenfläche des Stirnbeins in
der Mittellinie zarte, rothe, sehr gefässreiche, weiche Anflüge.

27. Die Oberfläche des Grosshirns gut gebildet; die weiche Haut
überall zart; die venösen Gefässe mit Blut gefüllt, auf der linken
Seite bis zur vollen Rundung, etwas weniger auf der rechten.

28. Beim Einschneiden findet sich in den Seitenhirnhöhlen eine geringe,
nicht messbare Menge klarer Flüssigkeit. Höhlen nicht erweitert;
Hinterhörner verwachsen. Scheidewand weich und zerreisslich;
Adergeflechte und obere Gefässplatte dunkelroth durch starke
Füllung ihrer Gefässe. Die Gefässplatte trennt sich etwas schwer
von den Vierhügeln.

29. Auf dem Durchschnitt der Grosshirnhalbkugeln erscheint das Ge-
webe durchweg feucht glänzend, die weisse Snbstanz mit zahl-
reichen Blutpunkten, aus denen sich beim Druck Tropfen von
Blut ergiessen, welches durch Wasser abgespült werden kann.
Die graue Substanz der Rinde blassröthlich, die des Streifen- und
Sehhügels gleichfalls, zugleich feucht. Sonst keine Veränderung.
Gute Consistenz.

30. Vierhügel blass. Zirbel klein und geröthet.

31. Vierte Höhle leer, ihre Oberfläche blass und zart. Adergeflechte
geröthet.

32. Am Kleinhirn die Rinde durchweg geröthet, ohne dass Gefässe erkannt werden können, die Marksubstanz dagegen von gefüllten venösen Gefässen durchzogen. Consistenz gut, Feuchtigkeit mässig. Keine Veränderung.

33. Am Grunde des Gehirns werden sämmtliche Lappen des Grosshirns durch zahlreiche parallele Querschnitte zerlegt, ohne
dass sich irgend eine erkennbare Veränderung zeigt. Graue
Substanz überall leicht geröthet.

34. An der Brücke und dem Hirnstiele die graue Substanz geröthet,
die weisse von zahlreichen gefüllten Venen durchzogen, Consistenz gut.

35. Das verlängerte Mark blass, nur die graue Substanz in der
Nähe der Rautengrube etwas mehr geröthet.

II. Brust- und Bauchhöhle.

36. Durch einen Längsschnitt vom Kinn bis zur Schamfuge wird in
    vorschriftmässiger Weise die Haut gespalten und die Bauchhöhle
    eröffnet. Fettpolster schwach, Muskulatur etwas blass.
37. In der Bauchhöhle kein fremder Inhalt, Lage der Theile normal.
    Blinddarm und Querdarm, so wie der absteigende Theil des Dick-
    darms sind stark ausgedehnt, ebenso ein Theil der Dünndärme,
    theils durch Gas, theils, wie es scheint, durch Flüssigkeit. Alle
    diese Theile sind blass und nur am Netz werden einzelne ge-
    füllte Venen sichtbar.
38. Die Wölbung des Zwerchfells beiderseits zwischen der 4. und
    5. Rippe.

a. Brusthöhle.

39. Nachdem das Brustbein entfernt ist, sieht man die Lungen, na-
    mentlich die linke, ziemlich ausgedehnt bei sonst normaler Lage
    der Theile. Herzbeutel fast ganz bedeckt von den Lungen.
40. Links zeigen sich einzelne, dem Zuge starken Widerstand leistende
    Verbindungen zwischen der Lungenoberfläche und der Rippen-
    wand. Im hintersten Winkel des Brustfellraums findet sich ein
    Esslöffel voll dünner röthlicher Flüssigkeit.
41. Auf der rechten Seite sind etwas mehr ausgedehnte, aber ebenso
    derbe und von Gefässen durchsetzte Verwachsungen am Ober-
    lappen. Flüssigkeit in noch geringerer Menge, als links. Nach
    innen, am Herzbeutel, ist diese Lunge in grosser Ausdehnung
    verwachsen.
42. Im Herzbeutel ein Esslöffel voll einer schwach röthlichen, aber
    klaren Flüssigkeit.
43. Das Herz nahezu von der Grösse der Faust des Mannes, an der
    rechten Fläche abgeplattet, mit schwachem Sehnenfleck, über
    der rechten Kammer mässig mit Fett bedeckt, blass und nur
    die Kranzvenen mässig mit Blut gefüllt. Der rechte Vorhof
    enthält überwiegend flüssiges Blut, dem eine ganz geringe Menge
    weichen, leicht zerreiblichen, speckhäutigen Gerinnsels beige-
    mengt ist. Die Menge des Blutes, welches sich aus dem rechten
    Herzen und den grossen Brustvenen sammelt, beträgt 150 ccm.
    In der rechten Herzkammer ist nur flüssiges Blut, aber in so ge-
    ringer Menge, dass es nicht gemessen werden kann. Auch die
    linke Vorkammer enthält nur flüssiges, und zwar dickflüssiges
    Blut in geringer Menge. Der linke Ventrikel ist ganz leer.

Alles Blut ist gleichmässig dunkel. Die Aorta, 3 cm im Durchmesser, hat dicke Wandungen, namentlich verdickte Innenhaut. Die Lungenarterie nahezu ebenso weit, aber mit verdünnten Wandungen. Die Klappen an den Mündungen beider Gefässe schliessen. Aufgeschnitten zeigt das Herz einen erweiterten rechten und einen grossen linken Ventrikel. Muskelfleisch bräunlich, rechts etwas blasser. Klappen nicht verändert, jedoch stark roth getränkt.

44. Am Hals sind die grossen Venen mässig mit flüssigem Blut gefüllt, Arterien leer. Die grossen Nerven scheinbar unverändert.

45. In vorschriftsmässiger Weise wird die Mundhöhle von unten her geöffnet, die Zunge zurückgezogen und der obere Theil der Speiseröhre eröffnet. In allen diesen Theilen ist ein Belag mit blutig-schleimiger Flüssigkeit, der sich jedoch leicht abwischen lässt und nach dessen Entfernung eine leicht geröthete, sonst unveränderte Schleimhaut zurückbleibt. Zungenbalgdrüsen gross, weisslich, Mandeln ein wenig geschwollen.

46. Im Kehlkopf und im oberen Theile der Luftröhre findet sich blutiger, grossblasiger Schaum in beträchtlicher Menge. Nach dem Abwischen desselben erscheint die Schleimhaut nur schwach geröthet; am hinteren Umfange sind die Gefässe der Schleimhaut gefüllt. Sonst ist sie unverändert.

47. Es werden nunmehr, in Verbindung mit der Rippenpleura, die übrigen Brusteingeweide und die Lungen auf einmal herausgenommen.

48. Der untere Theil der geöffneten Speiseröhre ist bedeckt mit einer röthlichen Flüssigkeit, die sich leicht abstreifen und nach deren Entfernung sich keine Veränderung der darunter liegenden Schleimhaut erkennen lässt.

49. Die Aorta zeigt in ihrem Brusttheil eine leichte Erweiterung und Verdickung der Innenhaut, jedoch keine Verletzung. Dasselbe gilt von den grossen, zum Halse verlaufenden Aesten derselben.

50. Der untere Theil der Luftröhre, sowie ihre grossen Verzweigungen sind ganz gefüllt mit schaumigem und blutigem Inhalt.

51. Die Lungen erscheinen gross, an der Zwerchfellsfläche stark gewölbt, namentlich an der rechten Seite mit flachen Buckeln stark erweiterten (emphysematösen) Gewebes besetzt. Die Farbe der Lungen im Ganzen grau, vorn blass, hinten geröthet. Die Vorderseite zeigt sich durch zahlreiche Einziehungen gefurcht. Letztere Stellen fühlen sich härter an. Das übrige Gewebe fühlt sich weich, obwohl wenig knisternd an.

52. Beim Einschneiden zeigt sich rechts in der Spitze eine Höhle von verzweigter unregelmässiger Gestalt, im Ganzen $6\frac{1}{2}$ cm im Durchmesser, aus 2 Abtheilungen bestehend, welche durch eine

schmale Scheidewand getrennt sind, von denen jede $4^1/_2$ cm im
horizontalen Durchmesser hat. Beide sind gefüllt mit blutiger,
schwach schaumiger Flüssigkeit, die sich leicht abspülen lässt.
Beide haben unregelmässige, rauhe, beim Aufgiessen mit
stark flottirenden Anhängen besetzte Wandungen. Man sieht
darin zahlreiche grössere durchgefressene, und einzelne in Form
von Balken freigelegte Gefässe. Von Zweigen der Luftröhre
gelangt man unmittelbar in diese Höhlen hinein. In den übrigen
Lungentheilen finden sich noch einzelne kleinere, mehr glatt-
wandige Höhlen, sowie einzelne umschriebene, von aussen hart
anzufühlende Stellen, deren Durchschnitte theils ein dichtes,
mattes, grauröthliches, feinkörniges, theils ein trockenes, grau-
weisses, käsiges Aussehen zeigen. Das übrige Lungengewebe ist
voll schaumiger, weisslicher Flüssigkeit, die sich leicht ausdrücken lässt.

53. Links findet sich unter der Spitze, mehr gegen die Mitte des
Oberlappens eine Reihe wallnuss- bis hühnereigrosser ähnlicher
Höhlen, gleichfalls mit flüssigem, wenig schäumigem Blut gefüllt, mit den Luftwegen zusammenhängend. Ihre Wand ist
unregelmässig und fetzig. Die Stümpfe der grossen Gefässe
sind als weissliche Vorsprünge erkennbar. Eine ähnliche Höhle
von etwa Wallnussgrösse sitzt in der Spitze des Unterlappens.
Im Uebrigen finden sich zahlreiche Knoten von verschiedener
Grösse, bis über erbsengross: einzelne mit Höhlen im Innern,
andere fest, jedoch käsig, andere fest und von schwarzgrauer
Beschaffenheit.

b. Bauchhöhle.

54. Die Milz durch feste Verwachsungen mit Zwerchfell und Netz
verbunden, 14 cm lang, 9 cm breit, $3^1/_2$ cm dick; von aussen
grau stahlblau. Auf dem Durchschnitt dunkelbraunroth, mit
reichlicher, von zahlreichen, dunkelrothen Flecken durchsetzter
Pulpa und wenig vergrösserten Follikeln.

55. Linke Niere 13 cm lang, $6^1/_2$ cm breit, $3^1/_2$ cm dick. Kapsel
leicht trübe, dünn. Oberfläche der Niere glatt, bräunlich roth,
nicht getrübt, Consistenz derb. Auf dem Durchschnitt Mark-
und Rindensubstanz stark geröthet, nicht getrübt, im Uebrigen
unverändert. Knäuel blutleer. Nebenniere mit schwacher
Rinden- und Marksubstanz, dagegen starker blutreicher Zwischenschicht.

56. Beim Abtrennen der, die rechte Niere umgebenden Theile zeigt
sich eine sehnige Verwachsung zwischen Dickdarm und unterer
Fläche des rechten Leberlappens.

57. Rechte Niere von gleicher Grösse, wie die linke, auch sonst von gleicher Beschaffenheit. Ebenso die Nebenniere.

58. Die Harnblase zusammengezogen, enthält nur einige Tropfen weisslichen Harns; Schleimhaut unverändert.

59. Linker Hode durch einige sehnige Verwachsungen der Oberfläche etwas missgestaltet, sonst unverändert. Der rechte am Kopf des Nebenhodens mit einer Einziehung versehen.

60. Der Magen ausgedehnt, enthält eine reichliche Menge einer dicken klumpigen, zum Theil mit grösseren Luftblasen durchmengten, blutigen Flüssigkeit, etwa 200 ccm betragend.

61. Eine gleiche Flüssigkeit findet sich noch im Anfangstheil des Duodenums, jedoch nur bis zur Mündung des Gallengangs. Von hier an abwärts ein schwach gelblicher Inhalt. Mündung des Gallengangs unverändert.

62. Die Schleimhaut des Magens überall blutig getränkt, sonst unversehrt, nur die grösseren venösen Gefässe gefüllt.

63. Im Darm findet sich im oberen Theil eine sehr reichliche, mehlsuppartige, schwach gallig gefärbte, mehr graue Flüssigkeit. Sie wird im unteren Theil des Leerdarms dünner, aber auch spärlicher. Im Krummdarm eine mehr bräunliche, sehr reichliche Flüssigkeit. In dieser Gegend ist der Darm so weich, dass er beim Einschneiden mit der Scheere auseinanderreisst. Der unterste Theil des Krummdarms ist mit einer kothigen, leichter flüssigen Masse gefüllt. Im Dickdarm findet sich von der Bauhin'schen Klappe an dickbreiiger kothiger Inhalt. Die Schleimhaut überall im Krummdarm zart und blass, die Drüsen kaum geschwollen. Im Leerdarm ist die Schleimhaut dicker, hie und da eine Einzeldrüse geschwollen, doch sonst nichts verändert. Im obersten Theil des Leerdarms hat die Schleimhaut ein weissliches Aussehen.

64. Die Leber 28 cm. breit, 23 cm. hoch, 8 cm. dick, fühlt sich derb an, ist an der Oberfläche blassbräunlich, schneidet sich etwas derb, bricht schwer und erscheint auf dem Durchschnitt gleichmässig roth getränkt. Die Acini gross und ihre Farbe gleichmässig.

65. In der unteren Hohlader flüssiges Blut.

Der Fall ist ein bemerkenswerthes Beispiel von ulceröser Lungenphthise bei einem sonst sehr kräftig entwickelten Manne, bei dem der Prozess trotz offenbar langer Dauer sich auf die Lungen beschränkt hat. Ob der Prozess ursprünglich aus Bronchiectasie oder käsiger Pneumonie entstanden ist, liess sich bei dem vorgerückten Stadium der

Veränderungen nicht erkennen; jedenfalls war schliesslich
käsige Pneumonie hinzugetreten. Sehr interessant ist es,
dass trotz der Grösse der Lungenblutung der Tod weder
durch einfache Verblutung (Anämie), noch durch einfachen
Verschluss der Luftwege vermittelst des ausgetretenen Blutes, sondern erst durch hinzugetretenes Lungenödem erfolgt
ist, — eine Combination, welche sich nur erklärt einerseits
aus der kräftigen Beschaffenheit des Körpers, andererseits
aus einem langsameren Verlaufe der Blutung. Ein einzelnes
zerrissenes Gefäss wurde nicht aufgefunden.

Das vorläufige Gutachten hätte also zu lauten:

1) dass der Tod durch Erstickung in Folge von Lungenblutung und Lungenödem eingetreten ist,

2) dass Zeichen äusserer Gewalteinwirkung durch die
Obduction nicht nachgewiesen sind.

II. Fall.

Bekannte Persönlichkeit. Schuss in den Kopf (Selbstmord). Tod nach
(mehr als) 12 Stunden durch Lungenödem. Bei der Autopsie
Schusskanal durch die rechte Hemisphäre, einschliesslich des
Linsenkerns. Ausgedehntes Lungenödem und interstitielles Emphysem. Zahlreiche Zeichen älterer Störungen: schiefer Schädel,
asymmetrische Hirnbildung, enge Aorta, Endocarditis mitralis,
Herpes zoster. Chylificationszustand am Darm.

Ein Handlungsgehülfe, B. W., 21 Jahre alt, hatte sich mit einem
Terzerol in den Kopf, links über der Mitte der Augenbrauen, geschossen.
Ganz besinnungslos wurde er Morgens 6 Uhr in die Charité gebracht.
Er lag stertorös athmend, fast pulslos da, liess den Harn unter sich,
hatte starkes Trachealrasseln. Herztöne kaum zu hören. Der Harn
enthielt weder Eiweiss, noch Zucker. Die linke Pupille weiter, als die
rechte. Aus der kleinen Wunde ergiesst sich zeitweise eine weissliche,
schmierige, mit Blut untermischte Masse. Mittags hatte sich der Puls
etwas gehoben, die immer noch stertoröse Respiration war etwas leichter geworden. Nachmittags verschlechterte sich der Zustand schnell
und um 4 Uhr trat der Tod ein.

Obduction. Dauer 2³/₄ Stunden: 3. Novbr. 1875.

A. Aeussere Besichtigung.

1. Der im Allgemeinen gut genährte, 1,7 m. lange Körper gehört einem Manne von anscheinend 20 Jahren an.

2. Die Farbe ist durchweg an der Vorderfläche eine blasse, nur an der linken Hälfte des Gesichtes, am linken Ohr und den nächst anstossenden Theilen des Nackens, an den Ober- und Vorderarmen, sowie an den Ober- und Unterschenkeln zeigt sich eine in grossen blaurothen Flecken von unregelmässiger Gestalt und wechselnder Grösse auftretende Färbung, die im Allgemeinen auf der linken Seite stärker ist und auf dem Rücken an allen denjenigen Stellen, die nicht dem Druck ausgesetzt waren, in eine gleichmässige, mehr hochrothe Färbung übergeht. Bei starkem Fingerdruck lässt sich diese Röthe fast gänzlich wegdrücken, beim Einschneiden sieht man aus der Haut und Unterhaut einzelne grössere Tropfen von dickflüssigem Blut austreten, jedoch nirgends festsitzende und durch Wasser nicht abzuspülende rothe Flecken. Nur an einer Stelle des linken Oberschenkels, eine gute Handbreit über der Kniescheibe, findet sich beim Einschneiden eine kleine, durch die ganze Dicke des Fettes reichende, mit nicht ausdrückbarem Blut durchsetzte Stelle. Ueber dem rechten Schulterblatt sieht man einige schief von oben und aussen nach unten und innen verlaufende, trockene braunrothe Stellen, welche beim Einschneiden nichts als dünne, trockene, die eigentliche Lederhaut umfassende Krusten darstellen.

3. Beim Umwenden der Leiche ergiesst sich aus dem Munde eine reichliche Menge gelbbrauner, mit dunkelbraunen Körnern untermischter Flüssigkeit.

4. Leichenstarre ist an den Extremitäten, den Hals- und Bauchmuskeln vorhanden.

5. An der Vorderfläche des Körpers, namentlich an der Brust zahlreiche graubraune Flecke, die sich nicht abwaschen lassen. An der linken Seite, in der Gegend der 7.—9. Rippe, treten sie in Form einer breiteren Zone hervor, in deren Fortsetzung sich auch am Oberarm bräunliche, mit dicken Epidermisanhäufungen belegte Flecke zeigen. Auch andere Theile der Oberfläche, namentlich die unteren Extremitäten sind mit grauen Stellen besetzt, die sich jedoch vollständig abwaschen lassen. An zahlreichen Stellen des Gesichtes, des Halses, der Arme und des Rumpfes schwärzliche Mäler, namentlich einige grössere am Bauch, die sich beim Einschneiden als ausschliesslich in der Oberhaut gelegen erweisen.

6. Am Bauche und in den Leistengegenden einige blassgrünlich gefärbte, verwaschene Stellen. Leichengeruch nicht wahrnehmbar.

7. Die dunkelbraunen Haare sind auf der rechten Seite röthlich gefärbt, vielfach untereinander verklebt und an ihrem Grunde mit
   trockenem Blute durchsetzt.

8. An der Stirn, einen Finger breit über der Mitte der linken Augen-
   braue, sieht man ein kleines Loch von 3 mm. Durchmesser, um-
   geben von einer trockenen schwarzbraunen, etwas eingesunkenen
   1—2 mm. breiten Hautschicht, um welche nach aussen und links
   eine einfache schmale Röthung mit leichter Abschürfung der
   Oberhaut sich erstreckt. Die ganze Umgegend ist leicht ange-
   schwollen. Ein durch diese Stelle bis auf den Knochen geführter
   langer Querschnitt zeigt eine ausgedehnte Trennung des Zusammenhanges in der Sehnenhaube und dem darunter liegenden
   Bindegewebe, welche an einer Stelle auch das Periost betrifft
   und einem Loch in dem Knochen entspricht. An dieser Stelle liegt
   ein abgesplittertes plattes Knochenstück von dreieckiger Gestalt,
   5 mm. lang, 4 mm. breit, das vorläufig asservirt wird. Die erwähnte Trennung des Zusammenhanges bildet keine gleichmässige
   Höhle, sondern zeigt zahlreiche Fäden und Balken, welche dieselbe durchziehen und in sie hineinragen. Ringsumher, bis zu
   5 cm. im Durchmesser, sind alle Weichtheile mit Blut durchsetzt,
   das nicht ausgedrückt werden kann. Weiterhin im Umfange findet
   sich eine wässerige Flüssigkeit in dem Gewebe.

9. Die Augenlieder stehen offen. Die Hornhäute sind prall und
   durchsichtig.

10. Die Nasenlöcher sind mit angetrocknetem Blute in sehr reich-
    licher Menge erfüllt, das auch die benachbarten Theile der Haut
    bedeckt.

11. Mund geschlossen bis auf eine kleine Oeffnung in der Mitte. Die
    Lippen leicht geröthet, die Zähne vollständig geschlossen.

12. In den Oeffnungen des Kopfes keine weiteren fremden Körper be-
    merkbar.

13. Am Halse ein blasser Streif, der dicht über dem Kehlkopf 3 mm.
    breit ist, nach der linken Seite bis zu einer Breite von 15 mm.
    zunimmt und hier unter dem Ohre endigt, ohne dass eine Ver-
    tiefung oder eine Verletzung der Oberfläche oder eine Färbung
    zu bemerken wäre. Auch kommt etwas Aehnliches auf der rech-
    ten Seite gar nicht zur Erscheinung. Ein Einschnitt zeigt Haut
    und Unterhaut ganz blass.

14. Brustkorb etwas flach.

15. Bauchwand etwas vertieft.

16. Penis klein, stark gerunzelt, fast ohne Vorhaut. Die Eichel und
    der Rest der Vorhaut dunkel geröthet und etwas vertrocknet. Der
    Hodensack gleichfalls klein und sehr gerunzelt, äusserlich auf
    beiden Seiten etwas blutrünstig aussehend, beim Einschneiden

an diesen Stellen die Haut oberflächlich vertrocknet und stark geröthet.

17. After geschlossen.

B. Innere Besichtigung.

I. Kopfhöhle.

18. Die Kopfhaut wird durch einen quer von einem Ohr zum andern laufenden Schnitt gespalten und nach vorn und hinten zurückgeschlagen. Dabei zeigt sich eine nur geringe Zahl austretender Blutstropfen im vorderen Abschnitte, eine etwas grössere im hinteren, vorn zugleich ein dichtes Netz gefüllter Gefässe in der Galea und dem Pericranium. Neben diesen Stellen erscheint nirgends eine Blutaustretung, bis auf die in No. 8. erwähnte in der linken Stirngegend.

19. Das schon in No. 8. erwähnte Loch im Schädel tritt nun deutlicher hervor, ohne dass jedoch von da aus irgend ein weiterer Sprung oder auch nur eine weitere Erfüllung der Beinhaut mit Blut bemerkbar wird.

20. Es wird nunmehr mittelst eines wagerechten, unterhalb des Loches geführten Sägeschnittes das Schädeldach entfernt. Der Knochen sägt sich schwer und erweist sich nach dem Abnehmen an den meisten Stellen als fast ganz aus compacter Substanz bestehend und durchschnittlich 6, auch 7 und 8 mm. dick. Die angesägte linke Stirnhöhle ist erfüllt mit einem Brei, bestehend aus weisslichen, weichen, hirnartigen Massen und dunkelrothen, zum Theil isolirbaren Gerinnseln. Die rechte Stirnhöhle ist leer. Weitere Sprünge in dem Knochen sind auch hier nicht zu sehen, dagegen die Gefässe des Knochens, soweit sie mit blossem Auge erkannt werden können, mit Blut erfüllt. Das aussen beschriebene Loch, das in der äusseren Tafel einen Querdurchmesser von 8, einen Höhendurchmesser von 6 mm. und eine unregelmässig sechseckige Gestalt hat, führt direct in die linke Stirnhöhle. Aus dieser setzt sich in derselben Richtung ein weiteres Loch fort, das die innere Tafel dicht über dem Ansatz der Augenhöhlenplatte durchbricht. Dasselbe ist fast ganz geschlossen durch Trümmer von Hirnmasse und Blutgerinnsel, nach deren Abspülung sich an der inneren Schädelfläche gleichfalls eine etwas unregelmässige, hier jedoch mehr dreieckige Oeffnung zeigt, deren Schenkel durchschnittlich 6 mm. lang sind. Von ihr aus nach oben liegen zwei grössere und zwei kleinere abgesplitterte Blättchen der inneren Tafel an, die jedoch noch mit dem Knochen lose zusammenhängen.

21. Die Form des Schädels erweist sich auf dem Durchschnitt etwas
schief, indem die rechte Hälfte nach hinten weiter, die linke
nach vorn enger ist. An letzterer Stelle findet sich eine beginnende Verwachsung der Kranznaht, sowie der Keilbein-Scheitel
naht. Eine vollständige Verwachsung findet sich an der rechten
Lambdanaht. Auch ergeben sich beim Abziehen der Beinhaut
frische rothe Knochenauflagerungen an verschiedenen Stellen der
Schädeloberfläche, namentlich sehr starke am hintern obern Umfange der halbzirkelförmigen Schläfenlinien. Die innere Fläche
des Schädeldaches zeigt zahlreiche grössere Gruben, hauptsächlich in der früheren Fontanell-Gegend.

22. Die harte Hirnhaut ist überall dünn und durchscheinend, mit
Ausnahme der Gegend des Längsblutleiters, wo sie weisslich trübe
und mit zahlreichen rothen Gefässen durchsetzt ist. Links vor der
Spitze des Gehirns befindet sich in der Hirnhaut ein Loch von sehr
unregelmässiger Gestalt, aus welchem weiche, zertrümmerte und
mit Blut durchsetzte Gehirnmasse heraussieht, die mit den vorher
erwähnten Massen in dem Schädelloche zusammenhängt. Das
Loch der Hirnhaut ist durchschnittlich 6—7 mm. weit, seine
Ränder sind etwas zackig und ausgebuchtet. Irgend ein anderer
Bluterguss zwischen harter Hirnhaut und Knochen ist nicht vorhanden.

23. Der grosse Längsblutleiter vorn eng und leer, hinten ziemlich
weit und mit dunklem dickflüssigem Blute gefüllt.

24. An der rechten Seite ist die harte Hirnhaut prall hervorgescho-
ben durch eine bläulich durchschimmernde Masse. In der Haut
selbst sind die arteriellen Gefässe bis zu ihren kleineren Verästelungen gefüllt und springen deutlich über die Ebene der
Hautfläche hervor.

25. Nach Durchtrennung der harten Hirnhaut rechts findet sich ein aus-
gedehntes Blutgerinnsel von schwarzer Farbe, das die ganze rechte
Halbkugel des Gehirns überzieht, wenig feucht ist, wegen der
Schwere seiner Masse von selbst heruntergleitet und der Menge nach
25 ccm. entspricht. Einzelne Theile desselben haften ziemlich
fest an der Oberfläche sowohl der harten, wie der weichen Haut.
Nach dem Abwaschen ergiebt sich als Quelle der Blutung ein
Loch in dem Gehirn, das fast an dem hinteren Umfange des
Mittellappens 2 Finger hinter dem Ende der Sylvischen Spalte,
gelegen ist; aus demselben hängen Blutgerinnsel hervor. Von
dieser Stelle aus verbreitet sich eine blutige Tränkung der weichen Haut, am stärksten nach der Sylvischen Grube, nächstdem
in den Furchen des Mittel- und Hinterhirns; dieselbe erreicht
auch das Vorderhirn.

26. An der Spitze des rechten Vorderlappens, dicht neben der grossen

Sichel, erscheint unabhängig von den zuletzt erwähnten Zuständen eine dichtere blutige Tränkung der weichen Haut, die stärker nach unten und vorn wird, wo zugleich die Gehirnmasse eine
weichere und nachgiebigere Consistenz hat.

27. Eine dritte, scheinbar unabhängige Stelle findet sich dicht neben
der grossen Spalte auf der Höhe des Scheitels unter einer leicht
verdickten Stelle der weichen Haut, sie ragt etwas hervor und
in ihrer Nähe ist ziemlich viel flüssiges Blut, auch frei gegen die
harte Hirnhaut, verbreitet.

28. Bei dem Anziehen und Erheben des Kopfes fällt aus der unter
No. 25 beschriebenen Gegend eine kleine, in der einen Richtung
8, in der anderen 6 mm. messende Bleikugel, die auf einer Seite
vollständig abgeplattet und blank ist.

29. Die Hirnoberfläche selbst zeigt rechts sehr vertiefte Furchen und
dicht hinter der Höhe des Scheitels eine merkbare Abflachung
der Hirnwindungen.

30. Beim Abtrennen der harten Haut auf der linken Seite findet sich
ein sehr viel geringerer Bluterguss auf der Oberfläche, jedoch ist
derselbe gleichfalls geronnen und hängt noch fester an den Hirn-
häuten, namentlich an der harten. Eine Tränkung der weichen
Haut mit Blut ist nur in geringem Umfange zu bemerken vorn,
in der Gegend, wo das von aussen eindringende Loch das Gehirn
erreicht, jedoch erstreckt sie sich nicht weiter, als einen guten
Finger breit, nach der Basis und noch weniger weit nach der
Convexität.

Ein Blutgerinnsel von 11 mm Länge und 5 mm. Dicke findet
sich in einer kleinen Grube der Oberfläche, dicht neben der
grossen Sichel am Rande der grossen Hirnspalte auf der Höhe
des Scheitels, einen Finger weiter rückwärts, als rechts. In der
Umgebung dieser Stelle sind die Gefässe stärker gefüllt und nach
rückwärts ist die weiche Haut mit Blut getränkt.

31. Ferner liegt ausgetretenes Blut zwischen der grossen Sichel und
der anstossenden Wand der linken Halbkugel in platten Schichten,
deren Gesammtmasse kaum einen Theelöffel voll beträgt.

32. Auch die linke Halbkugel des Gehirns erscheint etwas gedrückt,
ja die Oberfläche der Windungen ist sogar platter, als auf der
entgegengesetzten Seite.

33. Beim Herausnehmen des Gehirns zeigt sich eine etwas unregelmässige blutige Tränkung am Grunde desselben, besonders stark
in der Richtung von der Oeffnung im Vorderlappen gegen die Ge-
ruchsnerven bin, ferner an der Spitze des Mittellapppens, im Umfange des Trichters, bis an die Brücke und auch stellenweise bis
an das verlängerte Mark. Ueberall liegt das Blut in den maschi-

gen Räumen der weichen Haut, an mehreren Stellen in Form
deutlich auslösbarer Gerinnsel.

34. Die weiche Haut ist durchaus zart. Die Gefässe derselben bis
zu den kleineren Aesten mit Blut gefüllt.

35. Das Gehirn selbst erscheint auf der linken Seite kürzer, als rechts;
auch sind die Windungen am Scheitel links einfacher, als rechts.
Die Consistenz ist gut, bis auf die schon erwähnten Stellen.

36. Hinter der (Nr. 22.) schon erwähnten, dem Loche im Knochen
entsprechenden Oeffnung der harten Hirnhaut, die dicht unter
der Spitze des linken Vorderlappens liegt, ist auch die weiche
Hirnhaut in grossem Umfange (14—18 mm.) durchlöchert. Darunter bemerkt man eine trichterförmige, niedrige Vertiefung, um-
geben von weicher zertrümmerter Hirnsubstanz und einzelnen
grösseren Blutgerinnseln. Durch einen schrägen Schnitt, der von
dieser Stelle quer herüber zu der in Nr. 25 erwähnten Oeffnung
im äusseren Umfange der rechten Halbkugel geführt wird, wird
ein zusammenhängender Canal blossgelegt, der eine Gesammt-
länge von 13 cm. hat und sich mitten durch die Hirnsubstanz,
namentlich durch die Basis des Streifenhügels, hindurch erstreckt
und an den vorderen Theilen 12, an den hinteren 18 mm. im
Durchmesser hat. Er ist gefüllt mit Blutgerinnsel, dem zahlreiche
Trümmer von Hirnsubstanz beigemengt sind. Die Wand des
Canals ist überall weich, direct von Hirnsubstanz gebildet und
mit zahlreichen Punkten von ausgetretenem Blute durchsetzt.

37. Die auf der Scheitelhöhe der rechten Hemisphäre in Nr. 27 erwähnte Stelle erweist sich als eine, bis zu 5 mm. Tiefe reichende
blutige Tränkung der weichen Haut. Auch an der anderen, in
Nr. 26 besonders erwähnten Stelle findet sich in der Tiefe weiter
nichts Abweichendes.

38. Die Hirnhöhlen sind leer, die Adergeflechte und die grösseren
Gefässe der Höhlenwand mit Blut gefüllt. Die obere Gefässplatte
ist zart und durchsichtig.

39. Seh- und Streifenhügel blass, aber nicht trocken.

40. Die weisse Substanz der Hemisphären ist blass und trocken; nur
an wenigen Stellen dringt Blut aus den durchschnittenen Gefässen. Die graue Substanz an den meisten Stellen blass, jedoch
an einzelnen bis in die Tiefe hinein geröthet.

41. Die vierte Höhle ist leer. Das Kleinhirn im Ganzen blass, jedoch
weniger auf der linken Seite, wo die graue Substanz mehr geröthet und die weisse mehr wässerig durchtränkt erscheint.

42. Die Brücke ist blass und fest, desgleichen das verlängerte Mark.

43. In den hinteren Gruben des Schädelgrundes hat sich inzwischen
eine grössere Menge flüssigen Blutes gesammelt, das aus grösseren Gefässen des Wirbelkanals ausgeflossen ist.

44. Die Querblutleiter fast leer. Die harte Hirnhaut zeigt am Grunde nur in der linken Mittelgrube eine stärkere Belegung mit Blut.

45. Beim Abziehen der harten Hirnhaut ergiebt sich, dass von der Oeffnung im Schädel (Nr. 19—20) aus sich noch mehrere Sprünge der inneren Tafel fortsetzen auf die Orbitalplatte, deren Spalten mit geronnenem Blut erfüllt sind; jedoch erstrecken sich diese Spalten nur 17—18 mm weit rückwärts.

II. Brust- und Bauchhöhle.

46. Es wird ein zusammenhängender Schnitt vom Kinn bis zur Schambeinfuge geführt und durch denselben zunächst die Bauchhöhle eröffnet.

Die Organe der letzteren befinden sich in regelmässiger Lage. Die Därme liegen sehr weit zurück. Kein fremder Inhalt. Die vorliegenden Theile im Ganzen blass, nur die Dünndärme etwas geröthet.

47. Das Zwerchfell steht auf beiden Seiten am unteren Rande der 5. Rippe.

a. Brusthöhle.

48. Nachdem das Brustbein vorschriftsmässig entfernt ist, sieht man die Lungen sehr wenig von der Brustwand zurückgewichen, ihre vorliegenden Theile mit Luft gefüllt und durchweg leicht, an einzelnen Theilen stark geröthet. Grössere Luftblasen, die reihenweise in den Zwischenräumen der Läppchen liegen und an einzelnen Stellen in grossen zusammenhängenden Flächen zusammentreten, unterbrechen diese Erscheinung.

49. Die linke Lunge ist vollständig frei; in dem Brustfellsack findet sich nichts, als ungefähr 45 ccm. einer dünnen, wässerigen, schmutzigroth gefärbten Flüssigkeit.

50. Rechts ist die Lunge in den oberen Theilen etwas durch Bindegewebe verwachsen. Nach unten und hinten finden sich ganz geringe, kaum messbare Mengen einer ähnlichen Flüssigkeit, wie links.

51. Das Herz erreicht eben die Grösse der geballten Faust des Mannes, ist sehr starr, an der Vorderseite und am rechten Vorhof etwas abgeplattet. Die Kranzarterien leer, die Kranzvenen nur bis zu ihrer ersten Verzweigung gefüllt und etwas vertieft liegend. Der wenig fettreiche Herzbeutel zeigt an einzelnen Stellen kleine, kaum 1 mm. grosse, hochrothe Flecke.

52. Aus dem rechten Vorhof entleert sich dunkles, zum grossen Theil

flüssiges Blut mit geringem, ganz speckhäutigem Gerinnsel, etwa 40,0 ccm. Im rechten Ventrikel dosgleichen, mit ganz schwachen Gerinnsel-Spuren untermischtes, dunkelrothes Blut, höchstens 20 ccm. Im linken Vorhof befindet sich besser geronnenes, aber ebenso dunkles Blut mit einzelnen, schwach speckhäutigen Stellen im Betrage von 30 ccm. Dagegen liegt im linken Ventrikel nur ein ganz schwaches, mit gallertiger Speckhaut versehenes Gerinnsel.

53. Durchschnitt der Aorta so eng, dass nur eben die Spitze des Ringfingers eingeführt werden kann. Die Lungenarterie nur um ein Geringes weiter. Eingegossenes Wasser steht in beiden vollständig. Die Klappen beider arteriellen Mündungen zart, nicht durch Blut roth gefärbt. An der zweizipfligen Klappe eine Verengerung, so dass man nicht zwei Finger durchbringen kann, bedingt durch Verdickung, Verkürzung und Verwachsung der Zipfel nach hinten hin. Das Muskelfleisch selbst ist blutarm, bräunlich roth.

54. Die linke Lunge zeigt in besonderer Stärke die in Nr. 48 erwähnten Reihen von Luftblasen am unteren Theile des Vorderrandes und an der Zunge des Oberlappens, jedoch auch an verschiedenen Stellen des Unterrandes an der Basis. Nach hinten hin sind beide Lappen wenig lufthaltig, ziemlich gleichmässig blauroth, der hintere durch Verdickung und wässerige Durchtränkung seines Ueberzuges stellenweise etwas grauweisslich aussehend. Zahlreiche kleine, zum Theil erhabene Blutergüsse finden sich zerstreut an beiden Lappen.

55. Aus dem linken Bronchus ergiesst sich in reichlicher Menge dichter, blutiger Schaum. Auf dem Durchschnitt der Lunge erscheinen sämmtliche Theile roth und mit schaumiger Flüssigkeit reichlich gefüllt, im Uebrigen ohne Veränderung.

56. Auf der rechten Seite zeigen sich dieselben Verhältnisse, nur die reihenförmigen Luftblasen in geringerer Ausdehnung, dagegen wässerige Anfüllung durch alle Theile der Lunge neben starker Röthung des Gewebes.

57. Die Zunge, die hinter den Kiefern liegt, ist mit einer schmutzigbräunlichen Masse überzogen, sonst unverändert. Im Schlunde etwas blutiger Schleim. Sehr starke, fast geschwulstartige Hervorragung beider Mandeln, die auf dem Durchschnitt eine bröcklige Masse in ihren Taschen enthalten und deren Gewebe markig vergrössert ist.

58. Halsvenen mit dunklem flüssigem Blute gefüllt. Arterien leer. An den Nerven nichts Abweichendes.

59. Speiseröhre leer, mit Ausnahme eines geringen, hellbräunlichen Inhalts.

60. Kehldeckel seitlich ein wenig zusammengedrückt, die Stimmritze

offen. Kehlkopf und Luftröhre mit dichtschäumiger Flüssigkeit und etwas gelbbräunlichen Flocken erfüllt. Nach deren Abspülen erscheint die Schleimhaut in dem oberen Theile mit einem weitmaschigen, im unteren mit einem sehr dichten rothen Gefässnetz durchsetzt.

61. Aorta eng, dünnwandig, enthält nur flüssiges Blut. Ebenso ist die obere Hohlader mit flüssigem Blute gefüllt.

b. Bauchhöhle.

62. Die Milz misst 14,6 cm. in der Länge, 10 in der grössten Breite und 2,7 in der grössten Dicke. Sie ist sehr schlaff, etwas runzlig. Auf dem Durchschnitt tritt aus wenigen grösseren Gefässen Blut hervor. Die Malpighi'schen Körperchen ungemein gross, bis zu 1 mm. im Durchmesser; Pulpa spärlich, braunroth.

63. Linke Niere 10,0 cm. lang, 4,5 breit, 2,9 dick, schlaff. Capsel leicht trennbar. Oberfläche glatt, dunkelbräunlichroth, venöse Gefässe bequem erkennbar. Auf dem Durchschnitt das Gewebe ganz dunkelroth, mit sehr stark hervortretenden Knäueln, ohne sonstige Abweichung.

64. Linke Nebenniere derb, mit schwacher Rinden- und starker Marksubstanz.

65. Rechte Niere 9,2 cm. lang, 4 breit, 2,5 dick, im Uebrigen wie auf der linken Seite.

66. Ebenso die Nebenniere.

67. Harnblase nicht stark ausgedehnt. Der Harn ist klar und beträgt etwa 80,0 ccm.; Harnblase übrigens unverändert.

68. In beiden Scheidenhäuten der Hoden etwas klares Wasser. Die Substanz der Hoden blass, sonst nicht abweichend.

69. Der Magen ziemlich ausgedeht, in seinem Pförtnertheil zusammengezogen, äusserlich mit wenig gefüllten, und zwar nur grösseren, venösen Gefässen versehen, im Ganzen blass. In ihm finden sich etwa 150 ccm. einer grünlichen dicken Flüssigkeit. Die Schleimhaut ist im Magengrunde grünlich gelb getränkt, im Uebrigen blass röthlich, gegen den Pförtner hin etwas körnig.

70. Die Dünndärme fast durchweg zusammengezogen, nur die tiefstgelegenen Abschnitte etwas weiter und mit Flüssigkeit gefüllt. Aeusserlich sieht man die grösseren Venen durchweg gefüllt, ebenso im oberen Theile einige Chylusgefässe.

71. Die Mesenterialdrüsen klein und leicht geröthet. Gekröse fettreich.

72. Im Zwölffingerdarm oben eine weissliche, weiter abwärts eine stark gelbliche Flüssigkeit. Aus der Mündung des Gallenganges entleert sich beim Druck auf die Gallenblase mit Leichtigkeit grünlich gelbe Galle. Bauchspeicheldrüse blass, unverändert.

73. Bei Eröffnung des Leerdarmes zeigt sich nichts, als ein hellgrauer, stellenweise gelblicher, dickbreiiger Inhalt. Erst im untersten Theile des Leerdarmes kommt eine dünnere, stark gallig gefärbte Flüssigkeit. Der Krummdarm ist fast leer und enthält nur stellenweise grünliche, ziemlich consistente, kothige Massen.

74. Im Dickdarm breiige, grünlich braune, halbflüssige, mit festen Brocken untermischte Massen, die sich auch weiter hinab bis zum absteigenden Theil finden, in dem schon consistente und geformte Kothmassen auftreten.

75. Schleimhaut des Leerdarmes sehr dick, im oberen Theile die Zotten verdickt und milchig getrübt (Chylificationszustand). Weiter abwärts starke Röthung der Querfalten bis zu den mit galligem Inhalt gefüllten Stellen, wo auch die Schleimhaut stark gallig gefärbt ist. Weiter nach unten ganz schwache Röthung der Zotten, die am Krummdarm aufhört, dagegen zeigt sich hier eine schwache Injection der Peyer'schen Haufen, welche im unteren Theile zugleich eine Vergrösserung der Drüsen erkennen lassen. Dicht an der Klappe sind auch die solitären Drüsen vergrössert.

76. Die Schleimhaut des Dickdarms ganz blass und nur in den unteren Theilen grünlich grau gefärbt.

77. Leber etwa 17 cm. hoch, 23 cm. breit, 8 cm. dick, äusserlich mehr grauroth, glatt und prall, auf dem Durchschnitt ganz gleichmässig geröthet, jedoch fliesst im Ganzen wenig Blut aus, und zwar nur aus grösseren Gefässen. Acini schwer erkennbar; bei genauer Betrachtung ergiebt sich ein schwacher hellgrauer Ring im Umfange derselben.

78. Gallenblase stark gefüllt mit einer etwas fadenziehenden, aber sonst klaren, dunkelgrünen Galle.

79. Untere Hohlader mit zum grossen Theil flüssigem Blute mässig gefüllt.

Dieser Fall ist ein gewiss recht bemerkenswerthes Beispiel der Toleranz des Gehirns bei ganz grossen Verletzungen. Dass Jemand überhaupt noch 12 Stunden leben kann mit einem Schusskanal, der von der linken Stirngegend her in die Spitze des linken Vorderlappens eindringt und am äusseren Umfange des rechten Mittellappens (ungefähr in der Breite des Tuber parietale) endigt, der also die rechte Grosshirnhemisphäre in schiefer Richtung ganz durchdringt und dabei den Linsenkern durchsetzt, das erscheint fast wie ein Wunder. Es erklärt sich das wohl nur aus der

Kleinheit des Geschosses und vielleicht auch aus der grossen Schwäche der Kugel. Das Geschoss war, wie eine noch unversehrte, bei dem Manne gefundene Kugel gleichen Calibers lehrt, im Ganzen etwa erbsengross (5 mm. im Durchmesser). Die Weite des Schusskanals im Gehirn (vorn 12, hinten 18 mm.) steht also in gar keinem Verhältnisse weder zu der Weite der Eingangsöffnung in der äusseren Haut (3 mm.) und im Knochen (6—8 mm.), noch zu dem Geschosse. Es lässt sich daher wohl nicht bezweifeln, dass auch der Schusskanal im Gehirn ursprünglich weit enger war und dass er erst mit der zunehmenden Blutergiessung und durch dieselbe seine schliessliche Weite erlangte. Die Erscheinungen des Hirndruckes haben sich daher erst allmählich im Verhältniss der zunehmenden Extravasation entwickelt.

Dass die Gewalt des Geschosses eine sehr schwache war, ergiebt sich daraus, dass dasselbe in der Gegend seines Austrittes aus dem Gehirn nicht nur keine Verletzung des Knochens, sondern nicht einmal eine Zerreissung der harten Hirnhaut hervorgebracht hat. Der Umstand, dass das Geschoss durch die linke Stirnhöhle ging, also zweimal vorliegende Knochen durchbrechen musste, erklärt es wohl, dass der an sich schwache Schuss noch mehr abgeschwächt wurde, wie denn andererseits die Möglichkeit des Abflusses von Blut und Hirnmasse in und durch die Stirnhöhle nach aussen nicht wenig dazu beitragen mochte, das Anwachsen des Hirndruckes zu verlangsamen.

So ist es denn geschehen, dass der Tod zunächst nicht vom Gehirn, sondern (im gerichtsärztlichen Sinne) von der Lunge aus erfolgte und genau genommen, ein Erstickungstod war. Wie so oft bei Kopfverletzungen durch stumpf wirkende Gewalt, entwickelte sich in Folge des auf das verlängerte Mark einwirkenden Druckes des extravasirenden Blutes ein tödtliches Lungenödem. Wie gross die Störung der Respiration war, dafür zeugt das interstitielle Emphysem, welches hier in grösserer Ausdehnung vorhanden war, als ich es jemals bei asphyktischer Cholera gesehen habe. Nebenbei bemerkt, eine an sich sehr ungewöhnliche Combination, da nach der gangbaren Interpretation Oedem und interstitielles Emphysem sich eigentlich ausschliessen sollten.

Die weit ausgedehnten Zeichen einer noch nicht abgeschlossenen Verdauung lassen vermuthen, dass der Selbstmörder kurz vor der That noch ein letztes Mahl zu sich genommen hat. Im Uebrigen deuten mancherlei Erscheinungen, die ich in der Ueberschrift zusammengestellt habe, darauf hin, dass schon in der frühesten Entwickelung allerlei Mängel der Anlage zu Stande gekommen sind, von denen man wohl berechtigt wäre, Rückschlüsse auf die psychologische Entwickelung zu machen. Der chlorotische Zustand der Aorta, der mit der in einem so jungen Manne wenigstens nicht ganz gewöhnlichen Endocarditis mitralis im Zusammenhange stehen dürfte, die Plagiocephalie mit der asymmetrischen und zum Theil defecten Grosshirnbildung sind gewiss bemerkenswerthe Erscheinungen.

Wäre der Fall irgendwie zweifelhaft und in forensischer Behandlung gewesen, so hätte das vorläufige Gutachten lauten müssen:

1) dass der Tod durch Lungenödem in Folge von Schussverletzung des Gehirns eingetreten ist,

2) dass aus der Obduction sich nichts ergeben hat, was der Annahme widerstreitet, dass Denatus sich selbst den Schuss beigebracht hat.

III. Fall.

Bekannte Persönlichkeit (Selbstmord). Schuss durch die Brust. Tod nach 12 Tagen. Pleuritis duplex. Pericarditis und Myocarditis. Mediastinitis phlegmonodes. Peritonitis exsudativa.

F. K., Handlungsgehülfe, 20 Jahre alt, schiesst sich am Nachmittage des 8. November in die Brust mit einem Revolver, den er in einer Entfernung von $1/2$ Fuss von der nur mit dem Hemde bedeckten Brust abfeuert. Er wird sofort zur Charité gebracht. Die Schussöffnung liegt dicht an der linken Brustwarze; sie hat 8 mm. im Durchmesser, ist mit.

geronnenem Blute gefüllt; in der Umgebung derselben Emphysem. Der Verwundete klagt über Luftmangel und Schmerzen in der ganzen linken Seite; man findet hier eine Dämpfung der hinteren und unteren Brust-gegend, die bis zum Winkel des Schulterblattes reicht, und bronchiale Exspiration. Die Kugel wird am Rücken in der Höhe der 8. Rippe, 4 Finger breit von der Wirbelsäule links, entdeckt und am nächsten Tage herausgeschnitten. Es ist ein in Form einer Spitzkugel gestaltetes Ge-schoss von 11 mm. Länge und 7 mm. Basaldurchmesser, welches auf der einen Seite, namentlich gegen die Spitze hin, ganz abgeplattet ist. Die Meinung der behandelnden Aerzte geht dahin, dass die Kugel sich aussen in den Weichtheilen fortbewegt habe und endlich durch die Rippe aufgehalten worden sei.

Am 3. Tage ganz plötzlich Schmerzen in der Regio colica sinistra bei grosser Abgeschlagenheit. In den folgenden Tagen scheinbare Bes-serung, jedoch stets grosse psychische Aufregung und Unruhe. Die Eingangsöffnung schliesst sich. Dagegen bildet sich um die Schnitt-öffnung am Rücken eine entzündliche Schwellung. Auch nehmen die entzündlichen Erscheinungen in der linken Brust allmählich zu. Stuhl-gang eher angehalten. Am 8. Tage beginnt eine rothe Flüssigkeit aus der Rückenwunde auszufliessen, bei Exspiration etwas reichlicher. Zugleich constatirt man auch rechts pleuritische Symptome, ebenso pericarditische. Zunahme des Fiebers und der Athemnoth. Am 11. Tage Punction der linken Brust im 5. Intercostalraum in der Linea axillaris ant. sin., Entleerung von 900 ccm. einer schmutzig braunrothen Flüs-sigkeit. Darauf Nachlass der Athemnoth für kurze Zeit. Sehr bald neue Steigerung der bedrohlichen Erscheinungen. Tod am 13. Tage.

Obduction (Dauer 3 Stunden): 22. November 1875.

A. Aeussere Besichtigung.

1. Die Leiche gehört einem Manne von beiläufig 20 Jahren an. Der Körper ist 1,68 m. lang, von zierlichem Knochenbau, geringem Fettpolster, mässiger Muskulatur.

2. Die Farbe allgemein blass, schwach gelblich, am Unterbauch grünlich, an den hinteren Theilen, und zwar sowohl am Kopf und Rumpf, als an den Extremitäten mit ausgedehnten verwaschenen blaurothen Flecken besetzt, welche nur an den Druckstellen von weissen Flächen unterbrochen sind. An den rothen Stellen lässt sich durch Druck nur eine geringe Verminderung der Färbung erzielen, beim Einschneiden zeigen sich zahlreiche, mit Blut er-füllte Venennetze von der Haut bis in die Muskulatur, aus denen flüssiges Blut austritt, jedoch nirgends Blut im Gewebe.

3. Schwacher Leichengeruch. Todtenstarre der Extremitäten.

4. Augenlieder halbgeschlossen, Augäpfel prall, Hornhäute durchsichtig.

5. Nase ohne fremde Körper, ebenso die Ohröffnungen.

6. Lippen und Zähne offenstehend, letztere im Oberkiefer sehr unregelmässig gebildet. Die Zunge hinter den Zähnen, blass; die Zähne mit braunem Anflug. Kein fremder Körper in der Mundhöhle.

7. Am Halse nichts Abweichendes wahrnehmbar.

8. An der Brust rechts eine Linie von 4 schmalen, auf einander folgenden, durch verschieden lange Zwischenräume von einander getrennten braunrothen Krusten, von denen die erste über der 5., die zweite über der 6., die dritte und vierte über der 7. Rippe liegen. Die oberste beginnt einen Finger breit unter der rechten Brustwarze, ungefähr ebenso weit nach innen von derselben. Die Länge der ganzen Linie beträgt 10 cm. Die Richtung derselben ist etwas schräg nach unten und aussen. An diesen Stellen zeigt sich beim Einschnitt keine Auflagerung, keine Geschwulst, keine Röthung, beim Durchschnitt keine Blutflecke, sondern nur eingetrocknete, an der obersten Kruste durch die ganze Dicke der Lederhaut, an den anderen nur durch die oberflächlichen Schichten derselben dringende Stellen. Eine schwache, ganz oberflächliche, halbmondförmige rothe Stelle liegt etwas über Daumenbreite nach aussen von der rechten Brustwarze; auf dem Durchschnitt sieht man nur die äussersten Lederhautschichten daran betheiligt.

Ausserdem finden sich noch ein Paar braune Mäler am äusseren unteren Umfange der rechten Brustseite.

9. Links 2 mm. über der Brustwarze, noch innerhalb des Warzenhofes, eine kleine, etwa 1,5 mm. im Durchmesser haltende, runde Stelle, die etwas vertieft, schmutzig bräunlich erscheint und mit einem trocknen Häutchen überzogen ist. Beim Einschneiden sieht man von dieser Stelle aus einen etwas hart anzufühlenden, von gefüllten kleinen Gefässnetzen und ganz kleinen Blutflecken durchsetzten Strang, welcher schräg nach aussen und hinten durch das Gewebe der Drüse in das Unterhautfett führt. Ein Canal ist nirgends zu entdecken, dagegen zeigen sich in der Richtung nach aussen und unten zerstreut wenig feuchte, schwarzrothe Flecken sowohl im Unterhautfettgewebe, als in den Brustmuskeln bis auf die Rippen selber, in einem Umfange von beiläufig 7 cm. Am stärksten sind sie in der Richtung gegen die Achselhöhle, wo einzelne dieser blutigen Infiltrationen bis unmittelbar an die Lymphdrüsen reichen. Letztere sind vergrössert, hart, von aussen blauroth, auch beim Durchschneiden sehr feucht, in der ganzen Rindenschicht dunkelblauroth gefärbt.

10. Auf dem Rücken an der linken Brustseite, 2 Finger breit von der

Mittellinie, am Ansatze der 9. Rippe liegt eine scharfrandige Trennung des Zusammenhanges der Haut von 4,5 cm. Länge und
2,5 cm. Breite, ziemlich genau in der Richtung der Rippe von
innen und oben nach aussen und unten gerichtet, mit wenig
schmutzig graurother Flüssigkeit gefüllt, nach deren Abtupfen
von durchaus reinem Aussehen, terrassenförmig die verschiedenen
Weichtheile bis zu einer Tiefe von 8 mm. durchbrechend und in
den Muskeln endigend. Der Grund des Substanzverlustes ist in
den äusseren Abschnitten blass und glatt, in den inneren von
einer weichen, sammetartigen, sehr rothen Schicht bedeckt, welche
sich deutlich von der Nachbarschaft absetzt. Nur in der Richtung nach oben sieht man auf einem Durchschnitt in der Umgebung eine blutige Durchtränkung der Muskulatur.

11. Bei tieferem Einschneiden der nach aussen gelegenen Muskel-
schichten kommt man in eine flache Höhle, welche mit dem Grunde
des eben beschriebenen Substanzverlustes durch eine enge Oeffnung communicirt. Sie misst 4,5 cm. in der Quere, 3 cm. im
senkrechten Durchmesser. Ihre Oberfläche ist ziemlich glatt und
mit einer ganz ähnlichen weichen, sammentähnlichen, rothen Haut
überzogen, wie der Grund des äusseren Substanzverlustes. Beim
Eröffnen dieser Höhle in seitlicher Lage des Leichnams entleert
sich unter hörbarem Geräusch aus der Tiefe Luft und es zeigt
sich im oberen Umfange des Grundes eine kleine rundliche Oeffnung von nicht ganz 2 mm. im Durchmesser. Dieselbe dringt
durch den Intercostalraum zwischen 8. und 9. Rippe in die Tiefe,
allein bei Einführung einer feineren Sonde gelingt es nicht, unmittelbar in die Brusthöhle zu kommen. Auch gestattet die ge-
wundene Richtung des Canals eine leichte Fortbringung der
Sonde in die Tiefe nicht.

12. Durch einen grösseren Schnitt quer um die Brust werden die
beiden, in Nr. 9 und 10 erwähnten Stellen mit einander verbunden. Es zeigt sich dabei nur in der Nähe der ersten Stelle
noch eine schwarzrothe Erfüllung der Muskelscheiden, jedoch
sonst keine Spur eines Zusammenhanges.

13. Vier Finger nach aussen und unten von der linken Brustwarze
sieht man eine, kaum 1 mm. im Durchmesser haltende, rundliche,
scharfrandige Oeffnung mit etwas eingetrockneten Rändern, unter
welcher beim Einschneiden nach mehreren Richtungen hin blutige,
schwarzrothe Färbungen in der Unterhaut, im Zusammenhange
mit den in Nr. 11 erwähnten, bemerkbar werden. (Nach Angabe des anwesenden behandelnden Arztes Dr. N. Punctions-
öffnung.) Ein deutlicher Canal nach innen lässt sich von dieser
Oeffnung nicht verfolgen. Dagegen sieht man bei etwas tieferem
Einschneiden in dem Zwischenrippenmuskel etwas Flüssigkeit

und Luftblasen aus der Tiefe austreten und bemerkt hier eine
etwas weichere röthliche Linie durch das Gewebe ziehen.

14. An den äusseren Geschlechtstheilen nichts Abweichendes zu bemerken.

15. After geschlossen, im Umfange etwas Koth.

16. Im Uebrigen keine Spuren äusserer Verletzungen.

B. Innere Besichtigung.

I. Brust- und Bauchhöhle.

17. Durch einen Schnitt vom Kinn bis zur Schambeinfuge werden
die Hautdecken an Hals und Brust durchspalten und die Bauchhöhle eröffnet. Geringes Fettpolster, dunkelrothe Färbung der
Muskeln.

18. In der Bauchhöhle zeigt sich das Netz mit der vorderen Bauchwand und dem rechten Leberrande durch leicht trennbare Ver-
klebungen verbunden. Die etwas tief stehende Leber ist ganz
bedeckt mit einer zarten falschen Haut, die leicht abstreifbar,
auf der linken Seite trocken und durchscheinend, rechts mehr
schmierig, trübe und gelblich ist. Das Netz stark geröthet bei
hauptsächlicher Füllung der Venen, getrübt, am stärksten nach
rechts, in der Gegend der Gallenblase bedeckt mit undurchsichtigen, gelben, nicht abstreifbaren, falschen Häuten, die sich bis
in die Nierengegend fortsetzen.

19. Die Därme durch Gas ausgedehnt, an zahlreichen Stellen mit
feinen, sehr oberflächlichen, rothen Gefässnetzen besetzt, jedoch
im Grossen blass und nur an den im kleinen Becken liegenden
Theilen von einer dichteren, bläulichen Röthe, aus der grössere
venöse Gefässe zahlreich hervortreten.

20. Im kleinen Becken etwa 1 Esslöffel voll einer schlüpfrigen, gelb-
röthlichen, undurchsichtigen Flüssigkeit.

a. Brusthöhle.

21. Während der Zeit, welche seit der Untersuchung der in Nr. 10 erwähnten Continuitätstrennung vergangen ist, hat sich von dieser
Stelle aus in ein untergesetztes Gefäss dünne, weissröthliche,
trübe Flüssigkeit im Betrage von 18 ccm ergossen.

22. Beim Abtrennen der Hautdecken an der Brust zeigt sich links
im 4. und 5. Intercostalraum, und zwar im ersten 3, im zweiten
2 Finger vom Brustbein entfernt, eine starke blutige Durchtränkung der Gewebe.

23. Beim Einschneiden der Brustwand auf der rechten Seite ergiesst

sich Flüssigkeit; es wird daher die vorhandene Flüssigkeit sofort aus dem Brustfellsack gesammelt. Man erhält 800 ccm. einer dünnen, verhältnissmässig wenig getrübten, gelbrothen Flüssigkeit, in der zahlreiche grosse Flocken von sehr loser Beschaffenheit und gelbweisser Färbung enthalten sind. Die Oberfläche des Brustfells auf dieser Seite ist überall bedeckt mit abstreifbaren, ziemlich weichen, schmutzig-gelblichen Beschlägen.

24. Beim Abziehen des Brustbeins zeigt sich der ganze Mittelfellraum hart, schwer zu schneiden, zahlreiche kleinere Gefässe in demselben mit Blut gefüllt, das ganze Gewebe gallertig aussehend, von trüb-bräunlichgelber Färbung.

25. Auf der linken Seite ist der vordere Theil der Lunge in einer Länge von 8 cm. mit der Brustwand verklebt. Nach der Trennung gelangt man nach aussen in einen mit Flüssigkeit gefüllten Raum. Die Flüssigkeit wird ausgeschöpft; sie beträgt 900 ccm. und ist dicklich, obwohl flüssig, von weisslich rother Farbe, fadem Geruch und wenig flockig. Die erwähnte Höhle erweist sich als Pleuraraum. Die Wandungen derselben sind, mit Ausnahme der verklebten Stellen, überall mit dicken, schmutzig röthlichgelben, fest anhaftenden Auflagerungen bedeckt, an einzelnen Stellen roth infiltrirt. Der obere und untere Lappen sind nach unten hin mit einander verklebt. Auch zeigt sich hier in einer Fläche von Kinderhandgrösse eine leicht trennbare Verwachsung des unteren Theiles des oberen Lappens und des vorderen und unteren Theiles des unteren Lappens mit der Brustwand. Vorn, zwischen Herzbeutel und Lunge, ist ein abgeschlossener Raum, in dem grössere Lappen von gallertartigem Gerinnsel enthalten sind. Dieser Raum erweist sich als ein abgekapselter Theil der Pleurahöhle.

26. Der Herzbeutel ist äusserlich sehr verdickt. Innerlich zeigt er ausgedehnte Beschläge von rauhen, trocknen, elastischen Häuten, sowohl am äusseren, als am inneren Blatte. In der Höhle befinden sich etwas über 40 ccm. einer blassröthlichen, mit gelblichen Flocken gemischten Flüssigkeit. Die festen Beschläge sind am reichlichsten am vorderen Umfange des äusseren Blattes; ihnen entsprechend ist vorn auch das Herz mit ähnlichen falschen Häuten bekleidet.

27. Das Herz selbst übertrifft an Grösse fast die zusammengeballte Faust des Mannes. Es ist starr, an den Oberflächen wenig gewölbt, verhältnissmässig blass. Der rechte Vorhof enthält geronnenes Blut von dunkelrother Farbe, etwa 90 ccm. Im rechten Ventrikel nur wenig flüssiges Blut, dagegen einige grössere, gallertartige Speckmassen. Im linken Vorhofe sehr wenig ge-

ronnenes dunkles Blut, kaum 2 Esslöffel voll. Der linke Ventrikel fast leer.

28. Das Herz wird dann herausgeschnitten. Die arteriellen Klappen schliessen. Aufgeschnitten zeigt die innere Haut überall eine stark rothe Tränkung. Die Muskulatur ist derb, rechts grauroth, bis 18 mm. dick. An der hinteren Wand ist sie bis auf eine Tiefe von 8 mm. von sehr auffallenden gelben Flecken und Streifen dicht durchsetzt. Die sofort angestellte mikroskopische Untersuchung ergiebt an diesen Stellen die Muskelprimitivbündel ohne Querstreifung, ganz erfüllt mit groben Fettkörnchen. Sonstige Abweichungen nicht vorhanden.

29. Aus den grossen Gefässen der Brust entleeren sich sehr grosse Mengen dunklen, zum Theil speckhäutigen Gerinnsels.

30. Die linke Lunge ist ziemlich platt, wenig lufthaltig. Ihr Ueberzug an den oberen und vorderen Theilen verdickt, trübe, stellenweise gelblich, am unteren hinteren Theile dunkelroth, von weicher, schlüpfriger Beschaffenheit, an einzelnen Stellen von weichen, grauen, rundlichen Granulationen durchsetzt. An drei Stellen ist der Ueberzug der Lunge verhältnissmässig glatt und kaum durch Auflagerungen verändert. Diese Stellen sind von ziemlich scharfen, mit aus- und einspringenden Ecken versehenen Rändern umgrenzt. Ihnen entsprechend finden sich ähnliche Stellen an der Rippenwand. Die erste dieser Stellen liegt dicht am vorderen Rande des oberen Lappens in der Gegend der in Nr. 25 erwähnten Verklebung. Die zweite Stelle findet sich an der unteren Zunge des oberen Lappens. Hier ist die Oberfläche der Lunge eingefaltet, in 2 unter einem Winkel auf einander stossenden Richtungen, welche gegen die sofort zu beschreibende Stelle hin verlaufen. Die dritte Stelle liegt am unteren und vorderen Umfange des unteren Lappens, und hier sieht man in einer Linnie hinter einander

   a) auf der dem Spalte zwischen Ober- und Unterlappen zugekehrten Fläche, 1 cm. vom Rande entfernt, eine rundliche, bis 3 mm. im Durchmesser haltende Vertiefung von röthlicher Farbe, an welcher beim Einschneiden das Lungenfell durchlöchert ist;

   b) 2 dicht an einander gelegene, 2,5—3 mm. im Durchmesser haltende, runde Stellen, von denen die eine auf, die andere dicht vor dem Rande liegt, und welche beim Durchschneiden als gelb-weisse Einsprengungen in das Lungenfell und in das nächstanstossende Lungengewebe sich erweisen. Letzteres ist noch bis auf 8 mm. in der Tiefe an dieser Stelle etwas härter und stark geröthet.

Auf dem Durchschnitt ist das Gewebe im oberen Lappen

sehr wenig lufthaltig, durchgehend roth, doch drückt sich nur aus den grösseren Gefässen etwas Blut aus. Der untere Lappen enthält noch weniger Luft und ist mässig roth; aus den Gefässen drückt sich dunkles dickflüssiges Blut aus.

31. Die rechte Lunge in ihrer ganzen Ausdehnung mit fest anhaftenden, aber abstreifbaren Schwarten belegt; am Ober- und Mittellappen der Ueberzug weisslich verdickt. Auf dem Durchschnitt ist das Gewebe wenig lufthaltig, etwas grau, auch im Unterlappen.

32. An der inneren Seite der linken Brustwand, gerade auf der 8. Rippe, 4 Finger von der Wirbelsäule nach aussen, sieht man eine Trennung des Zusammenhanges in der Länge von 12, in der Breite von 5 mm., von länglich ovaler Form, deren Längsdurchmesser der Axe der Rippe parallel ist. Die Ränder sanft abfallend, von gelblicher Farbe. Im Grunde bemerkt man den Knochen blossliegen. Zur genaueren Untersuchung wird diese und die 9. Rippe im Zusammenhang herausgenommen, und es zeigt sich nunmehr, dass an der dem äusseren Heerde entsprechenden Stelle die innere Oherfläche der 8. Rippe in der Länge von 14, in einer Breite von 10 mm. ganz entblösst und der Weichtheile beraubt ist. An dieser Stelle finden sich in der Knochenrinde 2 kleine lineare Einkeilungen von Bleistücken, das grössere 3, das kleinere 1,5 mm. in der Länge. Um den entblössten Theil der Rippe herum ist das Gewebe wallartig erhaben, verdickt und stark geröthet. Weiter nach vorn von dem Rande dieser Continuitätstrennung, und zwar an derselben Rippe, sieht man am Rippenfell eine dreieckige, graugelbliche Stelle, welche genau passt auf eine ähnliche dreieckige Stelle am Unterlappen der Lunge, unmittelbar hinter der in Nr. 30 erwähnten glatten Stelle und in der Richtung der in derselben Nummer unter a und b. beschriebenen Veränderungen. Von den entblössten Knochenstellen aus ist ein zusammenhängender Canal zu dem in Nr. 11 erwähnten Hohlraume vorhanden.

33. Im vorderen seitlichen Umfange des linken Brustfellraumes zeigt sich innen in dem Intercostalraum zwischen der 4. und 5. Rippe, 3 cm. von der Knorpelinsertion entfernt, ein vertiefter, gegen den Verlauf der 3. Rippe quer gestellter Spalt von 7 mm. Länge und etwas über 3 mm. Breite, etwas schief von oben und innen nach unten und aussen verlaufend, über dem Rande der 5. Rippe endend und nach oben hin die Fascie trennend; der Grund ziemlich glatt, etwas schieferig, übrigens angelegt. Der Spalt ist scharfrandig, die Ränder ohne Verdickung und Röthung; im Grunde bemerkt man mehrere kleine, eckige, in das Gewebe eingeschlossene, schwärzliche Bleistücke. Diese Stelle entspricht

einer von Belägen freien, früher adhärent gewesenen Fläche des Lungenfells (Nr. 25).

34. Weiter nach unten, im Intercostalraum der 5. und 6. Rippe, und zwar ziemlich genau in der Mitte, findet sich eine längliche, von ziemlich geraden Rändern begrenzte Spalte, die kaum 2 mm. lang ist und deren Seitenränder dicht an einander liegen. Sie führt direkt nach aussen in einen kleinen Canal durch die Muskeln. Ihre Lage entspricht der in Nr. 13 geschilderten äusseren Verletzung, jedoch lässt sich keine offene Verbindung nachweisen.

35. Am Halse sind die Venen ziemlich stark mit dickflüssigem Blut gefüllt, Arterien und Nerven nicht verändert.

36. In der Speiseröhre gelbgraue Flüssigkeit mit zahlreichen Speiseresten, Schleimhaut sonst blass. Gaumen stark geröthet mit stark herortretenden Venennetzen und leicht geschwollenen Zungenfollikeln.

37. Im Kehlkopfe ein Paar ähnliche, gelbgrüne Speisereste. Nach unten etwas schäumige Flüssigkeit in der Luftröhre. Schleimhaut etwas dick, an der Luftröhre ganz roth durch deutlich erkennbare Gefässnetze.

38. Die Aorta in ihren Wandungen nicht verändert, enthält im absteigenden Theil nur wenig dickflüssiges Blut.

b. Bauchhöhle.

39. Die Milz am oberen Umfange verklebt, 12,5 cm. lang, 7,5 cm. breit, 3,6 cm. dick, auf dem Durchschnitt derb, blass, die Pulpa mehr grauroth und hügelig, nur an einer äusserlich von schmutzig-gelbweissen Häuten überkleideten Stelle in einer grösseren Ausdehnung blutreich und leicht verhärtet. Follikel klein und grau.

40. Linke Niere 12 cm. lang, 5 cm. breit, 3,2 cm. dick. Capsel trennt sich leicht. Oberfläche glatt, bräunlich-grauroth, mit schwacher Füllung der oberflächlichen Venen. Auf dem Durchschnitt ziemlich allgemeine schwachgraue Trübung der Rindensubstanz, welche im Ganzen bläulichroth erscheint. Die Knäuel auf dem Schnitt vorspringend, schwach geröthet.

41. Linke Nebenniere in der Rindensubstanz röthlich grau, mit sehr reichlicher, blutreicher Zwischenschicht.

42. Rechte Niere 11 cm. lang, 6 cm. breit, 3,2 cm. dick. Die Oberfläche etwas dunkler geröthet, als auf der anderen Seite. Im Uebrigen dieselben Verhältnisse, auch an der Nebenniere.

43. Harnblase stark zusammengezogen, enthält einen Esslöffel voll dunkelgelbbraunen Harns. Im Uebrigen ist sie, wie die Prostata und die Samenbläschen, nicht verändert.

44. Hoden etwas bläulichroth, sowohl an der Oberfläche, als im

Innern, durch zahlreiche venöse Gefässe; im Uebrigen unverändert.

45. Magen ziemlich weit, gefüllt mit reichlichen Mengen grünlicher
Flüssigkeit, in der zahlreiche Speisereste vorhanden sind.
Schleimhaut blass, weisslich grau, ziemlich dick, mit etwas ge-
runzelten Stellen gegen den Pförtner hin.

46. Im Zwölffingerdarm viel gallige breiige Flüssigkeit. Beim Druck
auf die Mündung des Gallenganges entleert sich ein galliger
Tropfen, ebenso bei Druck auf die Gallenblase.

47. Die Leber 25 cm. breit, 22 cm. hoch, 8 cm. dick, äusserlich ganz
bekleidet mit gelbweissen falschen Häuten. Auf dem Durchschnitt
nur die grösseren Gefässe mit Blut gefüllt. Das Gewebe ziemlich
gleichmässig braungrau, brüchig, etwas trübe. Grosse Acini,
aussen gelblich, innen grauroth. Gallenblase wenig gefärbt.
Galle graulichbraun mit gelben Flocken.

48. Pancreas etwas schlaff, im hinteren Theile blutig getränkt.

49. In dem Gekröse die Lymphdrüsen etwas vergrössert, ihre Rinden-
schichten weisslich. Gekröse selbst wenig fettreich.

50. Im Dünndarm eine grosse Menge eines breiigen, galligen, im un-
tern Theil eines fäculenten und übelriechenden Inhaltes. Die
Schleimhaut ist etwas dick, im Leerdarm nur an einigen Stellen
roth getränkt, an den meisten Stellen nur wenige gefüllte venöse
Gefässe.

Veränderungen der Drüsen finden sich bis auf eine ganz schwache
Schwellung der solitären Follikel im unteren Krummdarm nicht.

51. Im Dickdarm weiche Kothmassen; Schleimhaut etwas dick, von
dem anhaftenden Koth schwer zu reinigen, ohne Veränderung.

II. Kopfhöhle.

52. Die Weichtheile werden vorschriftsmässig durchschnitten und
zurückgeschlagen; sie zeigen nichts Abweichendes.

53. Der Schädel von länglichovaler Form, am hinteren Theile stark
geröthet, am Stirnbein, dicht vor der Kranznaht, rechts von der
Mitte, mit einer grubigen Vertiefung versehen.
Auf dem Durchschnitt wenig, aber rothe Diploe. Dicken-
durchschnitt der Schädelknochen 4 mm. Innere Fläche etwas
unregelmässig durch verschiedenartige Gruben in dem mittleren
Theile des Stirnbeins und längs der Pfeilnaht, welche anscheinend durch Erhöhungen der weichen Hirnhaut bedingt sind.

54. Die harte Hirnhaut durchscheinend, in dem mittleren und vorderen Theil verdickt und gefässreich. Der Längsblutleiter etwas
weit, mit speckhäutigem Gerinnsel erfüllt. Innere Fläche der
harten Haut beiderseits glatt, stellenweise mit einem gefüllten
Gefässnetz durchzogen, ohne irgend einen fremdartigen Beschlag.

55. Die Oberfläche beider Grosshirnhalbkugeln symmetrisch gebildet. Die Windungen ziemlich gross. Venen sehr weit, stark mit dunklem Blut gefüllt, besonders am Hinterhaupt.
56. Weiche Haut überall durchscheinend, längs der grossen Mittelspalte und unter dem Stirnbein mit grossen warzenförmigen Auswüchsen besetzt.
57. In den Seitenhirnhöhlen fast gar keine Flüssigkeit. Hinterhörner verschmolzen. Plexus und Gefässplatte dunkelroth.
58. Im Grosshirn nach Durchschnitt der Halbkugeln viel Feuchtigkeit und starke Füllung der venösen Gefässe, aus denen überall auf dem Durchschnitt grosse Blutstropfen treten. Graue Substanz mit stark röthlichem Schimmer.
59. In den grossen Ganglien die graue Substanz geröthet, das ganze Gewebe sehr feucht. Vierhügel blass.
60. Vierter Ventrikel leer. Das Kleinhirn mit gleichmässig gerötheter Rinde und Füllung der Venen der Marksubstanz.
61. An der Basis des Gehirns die Arterien von regelmässigem Verlauf, mit dunklem Blut gefüllt. An der weichen Haut nichts Abweichendes.
62. Brücke und verlängertes Mark mit leicht gerötheter grauer Substanz.
63. Am Schädelgrunde die Blutleiter mit dunklem, dickflüssigem Blut gefüllt. Harte Haut zart, Knochen unverletzt.

Dieser Fall bietet viel Bemerkenswerthes dar. Abgesehen davon, dass die ausgedehnte Peritonitis klinisch gar nicht in die Erscheinung getreten ist, — man müsste denn die am dritten Krankheitstage bemerkten, später jedoch ganz zurückgetretenen Schmerzen in der Regio colica als solche betrachten, — so ist der schnelle Eintritt des Todes offenbar durch die Pericarditis und ihr Uebergreifen auf das Myocardium zu erklären. Ich habe vor langer Zeit einige Fälle von maligner Pericarditis besprochen[1]), in welchen eine acute Fettmetamorphose der Muskulatur, und zwar eine von aussen nach innen fortschreitende, von mir nachgewiesen wurde. Dieselbe sehr gefährliche Complikation habe ich seitdem mehrmals gesehen: der vorliegende Fall bietet dafür ein neues, recht lehrreiches Beispiel.

Sowohl die Peritonitis, als die Pericarditis und die

---

[1]) Mein Archiv 1858 Bd. XIII. S. 266.

Pleuritis dextra haben unmittelbar mit dem Schusse nichts zu thun. Wahrscheinlich sind sie sämmtlich vermittelt worden durch die phlegmonöse Mediastinitis, welche hier ganz in der Form eines Erysipelas malignum erscheint. Indess auch diese Mediastinitis ist nicht wenig auffallend, da eine unmittelbare Verletzung des Mediastinum durch den Schuss nicht stattgehabt hat und da überdies der vordere Schusskanal nicht die mindesten schlechten Eigenschaften darbot, vielmehr in seiner ganzen Ausdehnung per primam intentionem geschlossen war. Es bleibt also nichts übrig, als anzunehmen, dass alle diese Processe sich von dem hinteren, allerdings jauchenden, durch die Ausschneidung der Kugel perforirend gewordenen Abschnitte des Kanals aus fortgesetzt haben, was wiederum deshalb sehr auffällig ist, als noch bei der Section die hintere Oeffnung keinen üblen Geruch zeigte.

Dass trotzdem von dieser Gegend aus infectiöse Stoffe sich verbreitet haben, dafür spricht das sehr schlechte und für eine Zeit von 12 Tagen immerhin ganz ungewöhnlich veränderte Aussehen der linken Lungenpleura. Sie war so verdickt, so trübe und gerunzelt, nach hinten hin mit wirklichen, hervorspriessenden Granulationen besetzt und in grossen Strecken fast trachomatös, wie man es nur bei sehr malignen Entzündungsformen antrifft. Die primär verklebten Theile der Pleura erschienen nach ihrer Abtrennung sowohl an der Lunge, als an der Costalwand, so glatt und zart, dass sie gegenüber den vorher beschriebenen ganz normal aussahen.

Die Autopsie hat die Vermuthung, dass es sich um einen Bogenschuss handelte, der bei eingezogener Stellung des linken Brustkorbabschnittes von der Gegend der Warze her stets in den äusseren Weichtheilen fortgegangen und erst hinten an der 8. Rippe aufgehalten sei, nicht bestätigt. Freilich schien es Anfangs, als ob die bis zur Achselhöhle reichenden blutigen Infiltrationen (No. 9.) der Schussrichtung entsprächen. Allein die weitere Untersuchung lehrte, dass der Schusskanal eine gerade entgegengesetzte Richtung hatte und dass die Infiltrationen nur eine in der Richtung der Lymphströmung fortschreitende Erfüllung des losen Bindegewebes mit Blut darstellten. Selbst die Axillardrüsen waren von solchem Blut durchdrungen, zum deutlichen Beweise, dass es sich hier um ein Resorptionsphänomen handelt. Ich mache darauf besonders aufmerksam, da meines Wissens in der gerichtlichen Medicin auf diese sehr wichtige, und wegen der leicht möglichen falschen Deutung oft irreführende Verbreitungsform der Blutinfiltrationen während des Lebens nicht gebührend aufmerksam gemacht ist.

Der Schuss ist dicht oberhalb der linken Brustwarze in einer schief nach aussen, unten und hinten gerichteten Linie eingedrungen, hat die Rippenwand zunächst im 4. Intercostalraum verlassen, ist hier in den Brustfellraum eingetreten, hat aber die Lunge nur an einer kleinen Stelle, nämlich an der dem Spalte zwischen Ober- und Unterlappen zugewendeten Fläche des linken Unterlappens, gestreift, ist dann über die innere Fläche der 8. Rippe, 4 Finger breit vor der Wirbelsäule, hinweggegangen und hat dicht daneben den 8. Intercostalraum durchbrochen. Hier ist sie in den äusseren Weichtheilen unter der Haut des Rückens liegen geblieben und frühzeitig ausgeschnitten worden.

Sonderbarerweise fanden sich am Ende des eingehenden Schusskanals, da, wo derselbe schräg über den oberen Rand der 5. Rippe hinweggeht, mehrere kleine Bleistücke, die offenbar von der Kugel herstammten, in die Weichtheile eingeheilt. Auf den ersten Blick könnte man sie mit den, an dem hinteren Umfange des Brustkorbes, an der durch die Kugel entblössten Rippenstelle in die Knochenrinde eingekeilten Bleistücken parallelisiren. Indess bei einer genaueren Erwägung trifft diese Vergleichung nicht zu. Die letzteren sind offenbar erst bei dem Anprallen der Kugel an die Rippe abgesplittert und sie entsprechen wahrscheinlich den kleinen Schrammen, welche die stark abgeplattete Spitzkugel auf ihrer glatten Druckfläche zeigt. Die ersteren dagegen, die, welche in der vorderen Wunde eingeheilt sind, können nicht durch die Rippe abgesplittert sein, da der Rand der letzteren, obwohl sehr nahe liegend, nicht berührt worden ist. Sie müssen also schon vorher, vielleicht in dem Laufe des gezogenen Revolvers, abgestreift und durch die Explosion mit in die Wunde hineingetrieben worden sein.

Das forensische Gutachten in diesem Falle würde lauten:

1) dass der Tod erfolgt ist durch eine Reihe heftiger Entzündungen in der Brust- und Bauchhöhle, besonders durch eine Herzentzündung;

2) dass diese Entzündungen die Folge waren von einer Schussverletzung der Brust;

3) dass nichts der Annahme entgegensteht, dass Denatus selbst sich diese Schussverletzung zugefügt hat.

IV. Fall.

Todtgebornes Zwillingskind aus der Mitte des 10. Monats. Zeichen der Unreife. Entzündliches Oedem (Erysipelas) des Scrotum, des Rachens und des Gehirns. Beginnende weisse Hepatisation der Lungen.

Der Fall hat ein besonderes Interesse dadurch, dass das andere Zwillingskind lebt und gedeiht, und dass die Mutter weder nachweislich an Syphilis, noch an einer Puerperalkrankheit leidet.

Obduction (Dauer 1½ Stunden): 13. December 1875.

A. Aeussere Besichtigung.

1. Der Leichnam des neugebornen männlichen Kindes ist 46 cm. lang, 2120 grm. schwer, im Allgemeinen regelmässig gebildet, jedoch mit etwas kurzen Extremitäten. Das Unterhautfett von mässiger Dicke; die Musculatur eher etwas mager. Unterschenkel etwas krumm.

2. An dem fast 1,5 cm. vorstehenden Nabel sitzt ein 10,5 cm. langer, durchschnittlich 1,5 cm. dicker, am Ende durch eine glatte Fläche begrenzter und regelmässig unterbundener Rest des Nabelstranges von gerundeter, praller, gallertiger, nirgends eingetrockneter Beschaffenheit.

3. Die Farbe des Körpers ist im Ganzen blass, auch am Bauch, mehr gelblich am Kopf, von einem verwaschenen blassen Roth am Rücken und von einem ebenfalls verwaschenen, aber dunk-

leren Roth an der rechten Seite des Kopfes und Gesichts. Jedoch
sind die gedrückten Theile auch in den letzteren Gegenden, so
namentlich das rechte äussere Ohr, vollkommen blass. Bei
stärkerem Druck mit dem Daumen lässt sich der grössere Theil
der erwähnten Röthe wegdrücken; beim Einschneiden sieht man
bis in die Tiefe die venösen Gefässnetze voller Blut, und es entleert sich aus den Durchschnitten derselben eine geringe Menge
flüssigen Blutes.

4. An einzelnen Stellen des Rumpfes, namentlich aber an den
   Leistengegenden, ist die Haut mit weissem, käsigem Ueberzuge
   bedeckt.

5. An den oberen Extremitäten und am Unterkiefer deutliche Todtenstarre; die übrigen Theile etwas beweglich.

6. Der Kopf ist von länglicher Form mit etwas schmalem Hinter-
   kopf, im geraden Durchmesser 11,5 cm., im Querdurchmesser
   9,5 cm., im schrägen Durchmesser 11 cm. lang, mit kurzen,
   bis 2 cm. langen, schwarzbraunen Haaren reichlich besetzt, die
   sich ziemlich weit über die Stirn auf das Gesicht erstrecken. Die
   Kopfknochen leicht beweglich, etwas übereinander verschoben,
   namentlich das rechte Scheitelbein über das linke hervortretend.
   Sowohl die vordere, als die hintere Fontanelle klein, erstere
   2 cm. breit, 3,5 cm. lang, letztere 1 cm. breit und ebenso lang.

7. Die Augenlieder geschlossen. Augäpfel prall. Hornhäute sehr
   wenig getrübt, Pupille weit und vollständig offen; keine Spur
   von Pupillarmembran.

8. Die Nasenknorpel fest, Nasenöffnungen frei.

9. Mund geschlossen, Oberlippe stark vortretend, beide Lippen leicht
   geröthet. Zunge hinter den Kiefern, blassröthlich. Keine fremden Körper im Munde.

10. Ohren gross, Knorpel wenig fest. Oeffnungen frei.

11. Hals beweglich, jedoch innerhalb der gewöhnlichen Grenzen; im
    Uebrigen ohne Abweichung der äusseren Erscheinung.

12. Brustkorb ziemlich gewölbt. Unterer Brustumfang 27 cm.,
    Schulterbreite 13 cm.

13. Bauch flach. Entfernung der vorderen Darmbeinstachel von ein-
    ander 6,5 cm., grösste Entfernung der Darmbeinkämme 7,5 cm.

14. Aeussere Geschlechtstheile regelmässig gebildet, die Hoden bei-
    derseits herabgestiegen. Der Hodensack blass, geschwollen,
    durchscheinend, zeigt beim Einschneiden eine stark gelbe, wässe-
    rige Durchtränkung der Unterhaut, aus welcher sich reichlich
    Flüssigkeit ausdrücken lässt.

15. After geschlossen, ohne fremde Körper.

16. Die Nägel an den Fingern und Zehen etwas weich, an den
    ersteren die Spitzen erreichend, an den letzteren nicht.

17. Am Knieende des rechten Oberschenkels wird durch allmähliches

Abtragen der Knorpelschichten der Nachweis geführt, dass ein Knochenkern nicht vorhanden ist. Derselbe Mangel zeigt sich links bei einem senkrechten Durchschnitt, bei dem auf der Grenze von Knorpel und Knochen eine schwache, leicht gelbliche Schicht sichtbar wird.

18. Auch die Knieenden der Unterschenkelknochen, die Köpfe der Oberschenkel- und Oberarmknochen werden eingeschnitten, jedoch zeigen sie an der Verknöcherungsgrenze nichts Abweichendes. Die Epiphysenkerne sind nirgends gebildet.

19. Keine Spur von Verletzung am Körper.

B. Innere Besichtigung.
I. Brust- und Bauchhöhle.

20. Durch einen Schnitt vom Kinn bis zur Schambeinfuge links vom Nabel werden die Hautdecken gespalten und die Bauchhöhle eröffnet. Stand des Zwerchfelles dem unteren Rande der 4. Rippe entsprechend.

21. Nabelvene und Nabelarterien fast ganz leer, lassen beim Durchschnitt nur je einen Tropfen dickflüssigen Blutes hervortreten.

22. Die Leber füllt die ganze Oberbauchgegend, so dass vom Magen Nichts zu sehen ist. Vom Dickdarm, der durch Kindspech ausgedehnt und grün erscheint, sieht man den grösseren Theil des queren Stückes, den Blinddarm und eine Schlinge der S förmigen Biegung vorliegend, jedoch an ihrem regelmässigen Platze. Den Raum zwischen den beiden letzteren füllt die stark ausgedehnte Harnblase. Die Dünndärme nehmen in zahlreichen Schlingen den übrigen Raum ein; sie sind durch gegenseitigen Druck etwas abgeplattet, scheinbar leer, von rosig grauweisser Farbe; nur an dem fettarmen Netz und am Gekröse sind einige venöse Gefässe gefüllt. Erst beim Zurücklegen der Leber sieht man den ganz zusammengezogenen und blassen Magen.

23. Kein fremder Inhalt in der Bauchhöhle.

a. Brusthöhle.

24. Nach vorschriftsmässiger Unterbindung der Luftröhre und Entfernung des noch fast ganz knorpligen Brustbeins nebst den Rippenknorpeln zeigen sich die Organe der Brusthöhle in regelmässiger Lage, der obere Theil des Mittelfellraumes von der sehr grossen inneren Brustdrüse eingenommen, die linke Lunge hinter den Herzbeutel zurückgewichen, so jedoch, dass sich ein fast Kleinfinger-breiter Zwischenraum zwischen Brustwand und Herzbeutel befindet; die rechte Lunge bedeckt den seitlichen Theil der Brustdrüse und des Herzbeutels und fast den ganzen rechten Theil des Zwerchfells.

25. Die vorliegenden Theile beider Lungen haben ein blassgraurothes, sehr deutlich lappiges Aussehen, welches durch die dunkle Füllung grösserer oberflächlicher Gefässe noch mehr hervortritt und an manchen Stellen fast in ein gelbliches Roth übergeht. Die Consistenz dieser Theile ist schlaff, für das Gefühl nirgends knisternd.

26. Beide Brustfellsäcke sind leer, ihre Oberfläche feucht. Am Zwerchfell, besonders links, sieht man kleine, dunkelrothe, fleckige Bluteinsprengungen.

27. Im Herzbeutel etwa ein halber Theelöffel voll einer stark bräunlichgelben, aber klaren Flüssigkeit. Die innere Oberfläche des Herzbeutels selbst blass und glatt. Das Herz ein wenig grösser, als die geballte Faust des Kindes, starr, die Oberfläche wenig gewölbt, die Farbe blass, die venösen Gefässe der Oberfläche bis gegen ihre Wurzeln hin mit Blut gefüllt. Beide Herzohren und Vorhöfe blauroth, mässig gefüllt.

28. Beim Einschneiden findet sich rechts im Vorhof nur flüssiges Blut, kaum ein Theelöffel voll. Auch in der rechten Herzkammer ist nur flüssiges Blut, in noch geringerer Menge. Links ist die Kammer fast leer, in der Vorkammer etwa ein halber Theelöffel flüssigen Blutes.

29. Das Herz wird nun herausgeschnitten und weiter eröffnet. Sämmtliche Klappen sind regelmässig gebildet, schwach röthlich gefärbt (Imbibition). Das eirunde Loch noch weit offen. Das Muskelfleisch ganz blass, mehr grauroth.

30. Aus den grossen Gefässen der Brust sammelt sich kaum ein Theelöffel voll dunklen flüssigen Blutes.

31. Die innere Brustdrüse wird jetzt vorsichtig herausgeschnitten. Sie ist 4,5 cm. breit, 4 cm. hoch und 9 mm. dick, von grauweisslicher, leicht markig aussehender Färbung und ebensolchem Aussehen auf dem Durchschnitt.

32. Die Venen am Halse sind bis zur Rundung mit dunklem, flüssigem Blut gefüllt. Auch die Schlagadern enthalten etwas derartiges Blut. Die grossen Nerven sind blass und dem Ansehen nach unverändert.

33. Es wird vorschriftsmässig die Zunge mit den Halsorganen von unten her ausgetrennt. Es ergiebt sich, dass auch der hintere Theil der Mundhöhle ganz frei von fremdem Inhalt ist. Dagegen zeigt sich eine starke Schwellung des Zäpfchens und des weichen Gaumens, welche blass, aufgequollen und gallertartig aussehen und beim Einschneiden eine gelbliche Flüssigkeit entleeren.

34. Weniger, jedoch auf gleiche Weise geschwollen und durch eine wässerige Flüssigkeit verdickt ist die Schleimhaut am Kehldeckel und am Eingang zum Kehlkopf, in geringerem Grade die Schleimhaut des Rachens, welche in allen ihren Theilen durch oberflächliche feine Gefässnetze leicht geröthet ist.

35. Im oberen Theil der Speiseröhre etwas gelbliche Flüssigkeit, ganz blasse Schleimhaut.
36. Kehldeckel von den Seiten her zusammengefaltet, Kehlspalte sehr eng, Kehlkopf und Luftröhre leer, Schleimhaut zart und dünn; an den weicheren Stellen mit deutlich erkennbaren, oberflächlichen Gefässnetzen.
37. Nach Durchschneidung der Luftröhre oberhalb der Ligatur werden die noch übrigen Brusteingeweide im Zusammenhang herausgeschnitten und in ein Gefäss mit Wasser gethan. Dieselben gehen darin unter.
38. Die äussere Oberfläche der Lungen erscheint nach hinten zu von gleichmässiger, mehr bläulich graurother Farbe, jedoch ohne erheblichen Blutreichthum der oberflächlichen Gefässe. Auch ist die Oberfläche dieser hinteren Theile, namentlich auf der linken Seite, in grösserer Ausdehnung ganz glatt. Bei genauerer Betrachtung sieht man nirgends Luftbläschen, dagegen in vielen Läppchen kleine, weisslichgraue, traubige Zeichnungen.
39. Auch die einzelnen Lungenflügel sinken im Wasser, ebenso die einzelnen Lungenlappen und die einzelnen abgeschnittenen Lungentheilchen, selbst von den am meisten hellgefärbten Abschnitten der vorderen Ränder.
40. Der untere Theil der Luftröhre und ihre Verzweigungen sind leer, aber stark geröthet.
41. Einschnitte in das Lungengewebe zeigen ein graurothes, sehr feuchtes, glattes Gewebe, in welchem kleinere festere, traubige, verwaschene, den inneren Theilen der Läppchen entsprechende, weisslichgraue Stellen erscheinen. Nirgends knistert das Gewebe, auch entleeren sich bei seitlichem Druck auf die Schnittflächen nirgends Schaum oder einzelne Luftblasen, sondern in geringer Menge nur klare Flüssigkeit und einzelne Blutstropfen. Auch unter Wasser eingeschnitten, lässt das Gewebe keine Luftblasen austreten. Die Lungen werden Behufs einer mikroskopischen Untersuchung zurückgelegt.
42. Der untere Theil der Speiseröhre ist leer und blass.
43. Die Aorta enthält etwas flüssiges Blut. Ihre innere Wand ist etwas geröthet. Die Gefässursprünge im Brusttheil unregelmässig.
44. Der Botallische Gang weit offen (12 mm. Umfang) und an der vorderen Wand mit einer länglichen, platten, schwärzlich graurothen Hervorragung versehen, die sich auf dem Durchschnitt als eine Einlagerung von geronnenem Blut in die Wand ergiebt.

b. Bauchhöhle.

45. Die Milz 4,1 cm. lang, 2,2 cm. in der grössten Breite, 8 mm. in der grössten Dicke; am oberen Ende eingefaltet und umgeschlagen, dunkelbraunroth, schlaff. Auf dem Durchschnitt kleine Follikel; brüchige, reichliche, braunrothe Pulpe.

46. Die linke Nebenniere 25 mm. hoch, 32 mm. breit, auf dem Durchschnitt sehr blutreich, fast ganz braunroth, die einzelnen Substanzen schwer zu unterscheiden, in der Rinde fast gar kein Fett.

47. Die linke Niere 50 mm. lang, 20 mm. breit, 18 mm. dick. Capsel
leicht zu trennen. Oberfläche mit tiefen Abtheilungen, im Uebrigen glatt, blass, mit einem schwach bräunlich-rothen Schimmer.
Auf dem Durchschnitt zeigt die Rindensubstanz die gleiche Farbe;
die Marksubstanz ist zum grossen Theil grauroth, ohne Trübung
oder Einlagerung, nur in den äusseren Abschnitten stärker geröthet. Im Nierenbecken und Harnleiter wenig Harn.

48. Auf der rechten Seite zeigen Nebenniere, Niere und Harnleiter
fast dieselbe Beschaffenheit.

49. In der Harnblase ganz klare Flüssigkeit; die Schleimhaut blass.

50. Die Hoden beiderseits im Hodensack, von gewöhnlicher Grösse
und etwas bläulich-rosigem Aussehen.

51. Es wird nunmehr der Zwölffingerdarm an seiner vorderen Fläche
geöffnet. Es zeigt sich, dass derselbe gefüllt ist mit einem weich-
breiigen, weisslichen, ganz schwach in's Gelbliche neigenden Inhalt. Die Schleimhaut selbst ist schwach geröthet. Die Papille
des Gallengangs tritt deutlich hervor, ist geöffnet und lässt beim
Druck auf die Gallenblase leicht einen Tropfen· wässeriger Galle
austreten.

52. Im Magen ist ein ganz dünner glasiger Belag der Wand; die
Schleimhaut in starke Längsfalten gelegt und auf denselben
fleckig geröthet. An diesen Flecken erkennt man stellenweise
feine Gefässnetze; stellenweise erscheint die Farbe ganz gleichmässig dunkelroth.

53. Bauchspeicheldrüse ziemlich derb, in ihrem vorderen Theile blass,
im hinteren leicht geröthet.

54. Leber 10 cm. breit, 58 mm. hoch, 22 mm. dick, ziemlich gleichmässig geröthet, an je einer Stelle der vorderen Fläche des rechten und des linken Lappens mit einer flachen, unter der Capsel
gelegenen Austretung von flüssigem Blut besetzt. Das Gewebe
schlaff, auf dem Durchschnitt von gleichmässig graurothem Aussehen, nach dem Ausdrücken des Blutes, das ziemlich reichlich
fliesst, gleichmässig grau. Die Läppchen nicht deutlich erkennbar. An der Pforte äusserlich ein kleiner, hanfkorngrosser, weisslicher, fester Körper, der dem Ueberzuge der Leber fest anhaftet.

55. Das Gekröse sehr dicht besetzt mit etwas vergrösserten, weisslich aussehenden Lymphdrüsen.

56. Im Dünndarm findet sich ein flockig breiiger, schwach gelblich-
weisser, epithelialer Inhalt. Der Krummdarm ist fast ganz zusammengezogen und enthält eine braungelbe, schwach nach Kindspech aussehende Masse, die näher an der Klappe reichlicher wird.
Der Dickdarm ist ganz vollgestopft mit Kindspech. Die Schleim-

haut ist überall ziemlich dick, schwach geröthet, nur an den mit Kindspech erfüllten Theilen grünlich, übrigens unverändert.

57. Die grossen Gefässe an der Wirbelsäule fast ganz leer.

II. Kopfhöhle.

58. Nachdem die bedeckenden Weichtheile vorschriftsmässig durchschnitten und abgezogen sind, zeigt sich überall eine gelbliche Durchtränkung derselben, die bis auf die Beinhaut reicht. Auf der rechten Seite, namentlich nach hinten zu, findet sich ausserdem eine verwaschene, rothe Durchtränkung aller Theile bis auf die Beinhaut. Die Hautvenen sind bis zu ihren kleineren Aesten gefüllt. In der Kopfschwarte liegen hier und da dichtere rothe Flecke von Flohstich- bis Linsengrösse, die eingeschnitten eine gleichmässige Durchsetzung des Gewebes mit Blut ergeben.

59. Es wird nunmehr der Schädel durchsägt, die harte Hirnhaut sofort durchschnitten und das Gehirn, welches sehr weich ist, herausgenommen. Dabei zeigt sich ein Theelöffel voll klarer Flüssigkeit am Schädelgrunde, an dem sonst nichts Abweichendes bemerkt wird.

60. Die Schädelknochen sind verhältnissmässig dünn, beweglich.

61. Die innere Fläche der harten Hirnhaut zeigt in der Gegend der Kranznaht einige ganz kleine rothe Blutflecke in dem Gewebe. Der lange Blutleiter enthält nur flüssiges Blut.

62. Das Gehirn selbst ist regelmässig gebildet. Die weiche Haut ist zart und überall von sehr reichlichen venösen Netzen durchzogen.

63. Nach der Durchschneidung der Halbkugeln zeigt sich beiderseits in den Seitenhöhlen eine geringe Quantität von Flüssigkeit; die innere Auskleidung dieser Höhlen etwas fester, die Venen an ihrer Oberfläche mit Blut gefüllt, ebenso in der oberen Gefässplatte und den Adergeflechten.

64. Der Durchschnitt der Grosshirnhalbkugeln ergiebt ein auffallend blasses Gewebe von eigenthümlich gelblich-weisser Färbung, an dem man kaum einen Unterschied von Mark- und Rindensubstanz erkennt, höchstens dass die Rinde noch blasser und weisser erscheint, als die Marksubstanz. Letztere ist durchweg feucht, glänzend, von gallertartigem Aussehen. Diese Theile werden zu einer mikroskopischen Untersuchung zurückgelegt.

65. Auch die Seh- und Streifenhügel, wie die Vierhügel, sind ganz blassgelblich und von Feuchtigkeit durchdrungen.

66. Dasselbe gilt vom Kleinhirn, an dem nur der gezähnelte Kern einige mit Blut gefüllte Venen zeigt. Die vierte Höhle ist leer.

67. An der Grundfläche des Gehirns ist eine sehr starke Füllung der Venen der weichen Haut, namentlich an der Sylvischen Spalte.

68. Die Brücke ist von etwas derberer Consistenz, auf dem Durchschnitt blass.

69. Das verlängerte Mark recht derb, jedoch ebenfalls von grosser Blässe.

70. Verletzungen der Knochen am Schädelgrund sind nicht vorhanden.
Bei der mikroskopischen Untersuchung zeigt sich
   a) an den Lungen, dass die Enden der Bronchiolen, die Trichter
      (infundibula) und die wandständigen Lungenbläschen (Al-
      veolen) ganz gefüllt sind mit dichten Anhäufungen epithelialer
      Zellen, von denen ein Theil mit feinen, glänzenden Körnchen
      (Myelin) gefüllt ist,
   b) am Gehirn, dass die weisse Substanz zerstreute, sehr stark
      lichtbrechende Körnchenkugeln, die graue Substanz zahlreiche,
      blassgraue Kernzellen enthält.

Dieser Fall bietet eine Reihe höchst sonderbarer Erscheinungen dar. In erster Linie steht diejenige Gruppe,
welche sich schon bei der ersten Betrachtung als zusammen-
gehörig erwies: das Oedem des Scrotum, das Oedem der
Uvula, des weichen Gaumens, des Rachens und der oberen
Kehlkopftheile, sowie das Oedem des Gehirns. An allen
diesen Stellen fand sich eine reichliche, ausdrückbare, klare,
aber gelbliche Flüssigkeit, am Gehirn weniger deutlich gefärbt, dagegen am Scrotum und der Uvula ungewöhnlich
deutlich. Niemand wird an der acuten Natur dieser Zustände
zweifeln. Aber wie sind sie aufzufassen? Gegen ihre Deutung
als Stauungs-Wassersucht spricht auf das Bestimmteste der
Mangel venöser Hyperämie an den befallenen Theilen. Von
allgemeinem Hydrops kann in keiner Weise die Rede sein.
Betrachtet man die Zustände am Gaumen, Rachen und Kehlkopf für sich, so würde Niemand Bedenken tragen, dieselben
unter dem Namen eines Oedema pharyngeo-laryngeum
acutum zusammenzufassen. Dieses Oedem gehört aber zu
der Flasse der sogenannten activen; es ist in der Regel nichts
anderes, als ein Erysipelas. Schon in meiner speciellen
Pathologie und Therapie[1]) habe ich die Stellung dieser Formen
des Oedems genauer erörtert, und ich kann nur sagen, dass
meine Erfahrungen seit jener Zeit in noch weit umfangreicherer
Weise mich von ihrer Verwandtschaft, ja ihrer Identität mit
dem Erysipelas überzeugt haben. Gerade bei Neugeborenen
habe ich wiederholt, auch klinisch, nach einem primären
Oedem des Scrotum acutes Oedem des Rachens und des

---

[1]) Erlangen 1854, I. S. 209, 217.

Kehlkopfs, selbst in der Form des Oedema phlegmonodes,
sich entwickeln sehen. Es sind dies Theilglieder jener Affektion, welche, wenn sie in grösserer Verbreitung auftritt, ge-
legentlich die Erscheinung des sogenannten Sclerema oder
der Induratio telae cellulosae darbietet[1]).

Dass im vorliegenden Falle in der That viel allgemeinere
Störungen verwandter Art vorlagen, dafür sprechen zwei
Umstände. Die eine ist die eigenthümliche, schon bei der
äusseren Betrachtung andeutungsweise bemerkte Infiltration
der Weichtheile des Kopfes mit einer tiefgelblichen Flüssigkeit; die andere finde ich in der eigenthümlichen, fast
bräunlichen Färbung des Liquor pericardii. Dass diese Erscheinungen nicht etwa einen cadaverösen Charakter hatten,
das beweist der Mangel ausgesprochen fauliger Erscheinungen
an dem Körper.

Sehr ungewöhnlich und sehr bemerkenswerth ist aber das
Oedem des Gehirns, welches sich mit allgemeiner Blässe desselben und mit starker Fettmetamorphose der Neuroglia-Zellen
der Marksubstanz verband. Ich trage kein Bedenken, es derselben Gruppe zuzuschreiben und es als acutes Oedem oder
auch als Erysipelas cerebri zu bezeichnen[2]).

Wäre die Mutter von Puerperalfieber heimgesucht gewesen, so würde die weitere Deutung weniger Schwierigkeit
machen. Aber nicht nur war die Mutter ganz gesund, sondern auch das andere Zwillingskind zeigte nichts Aehnliches.
Dazu kommt, dass wir es mit einer congenitalen Affektion,
die sich schon im Mutterleibe entwickelt haben muss, zu
thun haben. Sowohl die Fettmetamorphose der weissen Hirnsubstanz, als namentlich die beginnende weisse Hepatisation
der Lungen finden sich, wie ich früher nachgewiesen habe[3]),
besonders häufig bei Syphilitischen. Aber ich habe schon
angeführt, dass die Mutter keine Spur von Syphilis zeigte,

---

[1]) Vgl. meine Gesammelten Abhandlungen zur wiss. Med. S. 112
u. 701.

[2]) Man vergleiche übrigens meine Bemerkungen über Encephalitis
congenita. Ges. Abh. aus d. Gebiete d. öff. Medicin. Bd. II. S. 561, 605.

[3]) Mein Archiv 1867, Bd. XXXVIII. S. 135. 1868, Bd. XLIV.
S. 472. Geschwülste II. S. 469.

und wenn auch dies nicht ausschliessen würde, dass der
Vater syphilitisch war, so haben wir doch keine weiteren
Anhaltspunkte für eine solche Annahme. Auch habe ich
schon früher erwähnt, dass beide Zustände bei Neugeborenen
vorkommen, bei denen Syphilis in keiner Weise nachzuweisen
ist. Der Fall lässt sich also ätiologisch nicht weiter verfolgen. Er mag vorläufig als ein seltenes Beispiel eines
sowohl äusseren, als visceralen Erysipelas conge-
nitum verzeichnet werden.

Forensisch hat er nicht nur ein grosses Interesse dadurch,
dass wir bei einem sonst lebensfähigen Neugebornen den Tod
durch so latente Erkrankungen erfolgt sehen, sondern auch
dadurch, dass ein Kind im 10. Schwangerschaftsmonate so
auffällige Zeichen der Unreife darbot. Nicht nur, dass die
Nägel wenig ausgebildet, die Ohrknorpel sehr schwach und
beweglich waren, sondern es fehlte auch jede Spur eines
Knochenkerns in der unteren Epiphyse des Oberschenkels. Ueber dieses Fehlen haben wir freilich schon
andere Beobachtungen; ich verweise namentlich auf die Dis-
sertation von G. Hartmann[1]). Indess bleibt ein so voll-
ständiger Ossifikationsdefekt an den Extremitäten (und dem
Brustbein) bei regelrecht fortgeschrittener Ossifikation der
Schädelknochen immerhin lehrreich.

Für die Bedeutung der mikroskopischen Untersuchung
in forensischen Fragen bietet der Fall gleichfalls gute Anhaltspunkte, sowohl in Bezug auf das Gehirn, als in Bezug
auf die Lungen. Letztere sahen in Folge der Epithelwuche-
rung in den Infundibula und Alveolen so hellroth aus, dass
ich selbst zuerst glaubte, das Kind habe geathmet. Erst eine
sehr genaue Betrachtung machte mich auf die vorhandene
Verstopfung der Lufträume aufmerksam, welche dann die
mikroskopische Untersuchung bestätigte.

Das forensische Gutachten in diesem Falle hätte lauten
müssen:

   1) das Kind war ein neugebornes,

---

[1]) Beiträge zur Osteologie der Neugeborenen, Tübingen 1869,
S. 18.

2) es lässt sich nach dem Obductionsbefunde nicht mit Sicherheit bestimmen, ob es ausgetragen war,

3) es hat während und nach der Geburt nicht geathmet,

4) es war ausserhalb des Mutterleibes nicht lebensfähig,

5) es ist gestorben in Folge einer schon im Mutterleibe vorhandenen' Krankheit, durch welche die Lungen, der Kehlkopf und das Gehirn betroffen wurden,

6) Zeichen äusserer Gewalteinwirkung sind nicht aufgefunden worden.

Ich schliesse damit diese casuistischen Mittheilungen, obwohl ich dieselben leicht erweitern könnte. Als methodologische Andeutung werden sie genügen.

In Bezug auf ein Paar Punkte der Sektionstechnik möchte ich jedoch noch einige Worte hinzufügen. Zuerst in Bezug auf die Eröffnung der Brusthöhle. Wie ich sehe, finden nicht wenige junge Aerzte, wie die Mehrzahl der Studirenden, hier zuweilen grosse Schwierigkeiten, weil sie sich die anatomischen Verhältnisse nicht ganz klar machen.

Die Brustwand soll eröffnet werden in der Art, dass die verschiedenen Knorpel an der am weitesten vom Brustbein entfernten Stelle durchschnitten werden. Natürlich gilt diese Bestimmung nur von solchen Knorpeln, die nicht verknöchert sind.

Ist eine auch nur theilweise Verknöcherung eingetreten, so muss man überhaupt nicht mehr mit dem Messer schneiden, sondern mit der Knochenscheere, und dann ist es zu empfehlen, lieber gleich noch etwas weiter nach aussen bis in die knöchernen Rippen zu gehen, um sich einen recht breiten Zugang zu den Brusteingeweiden zu verschaffen. Ich bemerke dabei, dass das Sternoclaviculargelenk überhaupt nicht ossificirt, es müsste denn ein ganz schwerer Krankheitsprocess vorangegangen sein. Dieses Gelenk ist also stets zu schneiden, und zwar, da es eine halbmondförmige Gestalt hat und seine Gelenkflächen durch einen Zwischenknorpel getrennt sind (vgl. Fig. 4), durch stehende Züge, welche in einer halbmondförmigen Curve um das sternale Ende des Schüsselbeins herumgeführt werden.

Der Knorpel der ersten Rippe dagegen ossificirt sehr häufig, auch in Fällen, wo die anderen Rippenknorpel frei bleiben. In der Regel handelt es sich dabei, wie auch bei den andern Rippenknorpeln, um eine supracartilaginäre, d. h. perichondrische Ossification von grosser Härte, an der man sich die Messer regelmässig verdirbt.

Fig. 4.

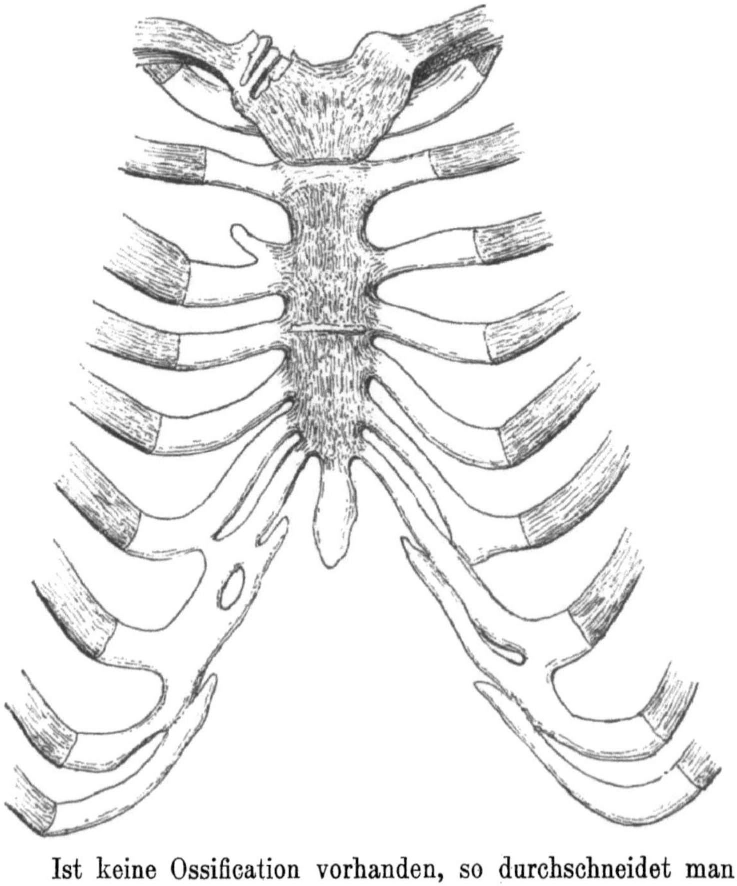

Ist keine Ossification vorhanden, so durchschneidet man zunächst bei horizontaler Haltung des Messers (um nicht mit der Spitze tiefer in die Brust einzudringen) von der zweiten Rippe an die Knorpel jederseits in der Nähe ihrer Insertion an den knöchernen Rippen. Hier kommt es wesentlich darauf an, eine so grosse Oeffnung als möglich im Brustkorbe herzustellen. Die Schnittlinie beschreibt daher jederseits eine Curve,

deren Convexität gegen das Brustbein hin gerichtet ist und deren unterer Schenkel ganz weit
nach aussen an den Insertionsstellen der Knorpel
der letzten falschen Rippen ausläuft. Ein Blick auf
die Abbildung 4 wird leicht erkennen lassen, dass von der
zweiten Rippe abwärts die Insertionsstelle jeder folgenden
Rippe etwas weiter nach aussen liegt. Folgt man diesen
Stellen, so gewinnt man, wenn man nachher Brustbein und
Rippenknorpel entfernt, eine weite, nach unten stärker klaffende
Oeffnung im Brustkorbe.

Aber die erste Rippe macht eine Ausnahme.
Wollte man den eben beschriebenen Schnitt auch gegen die
erste Rippe fortsetzen, so würde man gewöhnlich schon
gegen das knöcherne Manubrium sterni stossen, welches sich
hier weit nach den Seiten verbreitert. Der Knorpel der ersten
Rippe reicht dem entsprechend aber auch viel weiter nach
aussen, als der Knorpel der zweiten Rippe, und der Schnitt,
durch welchen man ihn trennen will, muss um 1—2 cm.
weiter nach aussen geführt werden, als der Schnitt durch
den zweiten Rippenknorpel. Am besten führt man ihn so,
dass man das Messer, mit der Schneide nach vorn und oben,
unter den Knorpel der ersten Rippe von unten her einschiebt
und dann vorsichtig nach oben und vorn durchdrückt. So
vermeidet man am besten die Verletzung der gerade hier
sehr nahe herantretenden Gefässe. Selbst in Fällen, wo
die perichondrale Ossifikation schon weit vorgeschritten ist,
findet man auf diese Weise nicht selten noch einen freien
Weg durch die knöchernen Umhüllungsschichten.

Niemals lassen sich also Sternoclaviculargelenk, erster
und zweiter Rippenknorpel durch einen einzigen, geraden
Schnitt trennen. Vielmehr muss bei richtiger Messerführung
jeder dieser Theile auf eine andere Weise und durch einen
besonderen Schnitt getrennt werden. Die Abbildung 4,
welche übrigens auf der rechten Seite an der dritten Rippe
eine unvollständige Duplicität des Knorpels, an den falschen
Rippen jederseits synchondrotische Brücken und am Brustbein
perisistirende Knorpelfugen zeigt, wird bei genauerer Betrachtung das anatomische Verhältniss leicht erläutern, und jeder,

der sich damit vertraut macht, wird sich ohne Schwierigkeit selbst
die Linie construiren können, in welcher er zu schneiden hat. —

Sodann wären noch einige Bemerkungen über die Eröffnung der Nebenhöhlen des Kopfes zu machen. Gerade in dieser Beziehung besteht ein sehr empfindlicher Unterschied zwischen dem Gerichtsarzt und dem blossen Pathologen,
mag er nun pathologischer Anatom, Kliniker oder praktischer
Arzt sein. Ersterer ist, soweit nicht der Untersuchungsrichter
intervenirt, souverän in Betreff der Dissektion der Leiche und
ihrer Organe; die letzteren dagegen haben fortwährend Rücksicht auf Angehörige, Freunde, Genossen des Todten zu
nehmen, welche misstrauisch die Integrität der Leiche über-
wachen. Mit jedem Jahre macht sich der Einfluss organisirter
Vereine in dieser Beziehung mehr geltend, und muss daher
zu grosser Vorsicht gemahnt werden. Uebrigens sollte schon
aus Rücksichten allgemein-menschlicher Pietät jede
vermeidbare Verunstaltung oder Zerfetzung, namentlich äusserer und besonders sichtbarer Theile, vermieden werden.

Erwägungen dieser Art gelten vorzugsweise für das Gesicht und die dazu gehörigen Höhlen mit ihrem Inhalt, also
Augen-, Nasen- und Mundhöhle nebst deren Anhängen.

Nur das Ohr mit seinen Höhlen und Kanälen lässt
sich leicht ohne Verstümmlung der äusseren Theile herausnehmen, wenn man nur Sorge trägt, die Haut mit dem äusseren Ohr und den darunterliegenden Weichtheilen im Zusammenhange abzulösen und die weiteren Schnitte (Sägeschnitte) auf
das Felsenbein nebst Warzenfortsatz und dem mittleren Theil
der Schläfenschuppe zu beschränken. Diess lässt sich durch
2 Sägeschnitte erreichen, von denen der eine durch die mitt-
lere, der andere durch die hintere Schädelgrube geführt wird
und die beide am Türkensattel zusammentreffen, so dass die
gesammten Knochen in Form eines dreieckigen Blockes im
Zusammenhange herausgehoben werden können. Ausserhalb
des Körpers lassen sich dann alle weiteren Untersuchungen
des Gehörganges, des mittleren und inneren Ohres u. s. w.,
je nach dem Erforderniss des Falles, ausführen.

Sehr viel ungünstiger verhält es sich mit dem Auge.

Kann man ihm nicht von vorn her beikommen und den ganzen Augapfel unverletzt enucleiren, so bleibt nichts übrig, als sich auf den hinteren Abschnitt, ausschliesslich der Iris und der Cornea, zu beschränken. Man meisselt zu diesem Zweck das Dach der Orbita weg und dringt von oben her in die letztere ein. Bei vorsichtiger Operation kann man mit einer spitzigen und scharfen Scheere die Sclerotica durchbohren und in ihrem vorderen Abschnitt durch einen Circularschnitt mit sammt der Chorioidea, der Retina, des Glaskörpers und selbst der Linse abtrennen.

Auch in der Nasenhöhle muss man sich auf den hinteren Theil beschränken. Seit dem Beginn meiner praktischen Thätigkeit war ich gewohnt, mit einen scharfen feinen Meissel zunächst das Siebbein in senkrechter Richtung quer zu durchbrechen, dann jederseits durch die mittleren Schädelgruben bis an das Felsenbein eine Durchtrennung in sagittaler Richtung vorzunehmen und schliesslich durch den obern Theil des Clivus einen abschliessenden Querspalt, parallel mit dem ethmoidealen, jedoch in fast horizontaler Richtung, herzustellen. Indem man von den verschiedenen Spaltstellen aus den Meissel weiter eintreibt, kann man die Siebbeinzellen, die oberen und hinteren Theile der Nasenhöhle mit den Siebbeinhöhlen vollständig zur Anschauung bringen.

Eine vervollkommete Methode dieser Dissection, wobei auch die Gehörorgane und der Rachen mit erfasst werden, hat neulich Herr Schalle angegeben. Es mag hier genügen, auf seine Orginalabhandlung[1]) zu verweisen.

Eine noch weiter gehende Verbesserung hat letzthin Herr Th. Harke[2]) aufgefunden, indem er mit den sonstigen Durchtrennungen (nach Herausnahme des Gehirns) einen durchgehenden Sagittalschnitt durch die gesammte Basis cranii, unter Schonung der Haut und der Weichtheile, legt und dann die beiden Hälften auseinanderklappt. So kann man auch die Seitentheile der Nasenhöhle mit den Muscheln und den Oberkieferhöhlen, sowie Mund und Schlund vollkommen zur Untersuchung bringen.

---

[1]) Archiv f. pathol. Anat. u. Physiol. u. s. w. 1877. Bd. LXXI. S. 206. Taf. IX.

[2]) Ebendas. 1891. Bd. CXXV. S. 410.

Zum Schlusse möchte ich noch auf ein, nur zu oft über-
sehenes oder missverstandenes Verhältniss aufmerksam machen,
nämlich auf die **Flüssigkeit des Capillarblutes in der
Leiche** [1]). Auch in den Fällen, wo das Blut in den grösseren
Gefässen ganz fest geronnen ist, findet man die Capillaren
mit vollständig flüssigem Blute erfüllt. Dieses gerinnt auch
ausserhalb des Körpers in der Regel nicht, wenn es nach dem
Tode entleert wird. Darauf beruht eine der wichtigsten praktischen Unterscheidungen zwischen geronnenen Extravasaten,
die während des Lebens entstanden sind, und flüssigen, erst
nach dem Tode ausgetretenen Blutmassen.

In Bezug auf die **mikroskopische Untersuchung**
von Leichentheilen stelle ich hier diejenigen Veränderungen
kurz zusammen, welche **nur durch das Mikroskop, bezw.
die Loupe erkennbar,** aber für die Deutung des Leichen-
befundes von hervorragender Wichtigkeit sind:

1) die diffuse Fettmetamorphose der Zellen des inter-
   stitiellen Gewebes in Gehirn, Rückenmark, Retina,
   Nerven,
2) die parenchymatöse Fettmetamorphose der Muskeln, des
   Herzens, der Nieren, der Leber, der Labzellen des Magens,
3) die Fragmentation der Herzmuskulatur,
4) die ganglioforme Schwellung der Nervenfasern,
5) die Verkalkung der Ganglienzellen,
6) die Fettembolie der Lungen und der Nieren,
7) die weisse Hepatisation und die rothe Induration der
   Lungen,
8) die initiale Proliferation der Gewebselemente,
9) die geringeren Grade der amyloiden Degeneration
   (mikroskopische Diagnose in Verbindung mit che-
   mischer).

Die Vorbereitung zu derartigen Untersuchungen, an welche
sich die **bakteriologischen** anreihen, sollte zu den regelmässigen Uebungen der Studirenden und der fertigen Aerzte
gehören.

---

[1]) Cellularpathologie. 4. Aufl. S. 194.

Preussisches Regulativ

für das

Verfahren der Gerichtsärzte bei den gerichtlichen Untersuchungen menschlicher Leichen.

1. Allgemeine Bestimmungen.

§. 1.

Die gerichtliche Untersuchung einer menschlichen Leiche (Obduction) darf nach den bestehenden Gesetzen nur von zwei Aerzten, in der Regel einem Physikus (Gerichtsarzt) und einem Gerichts- (Kreis-) Wundarzt, im Beisein des Richters vorgenommen werden. *Die obducirenden Aerzte und deren Pflichten.*

Die Obducenten haben die Pflichten gerichtlicher Sachverständiger.

Wenn über die technische Ausführung der Obduction Zweifel entstehen, so entscheidet der Physikus oder dessen Vertreter, vorbehaltlich der Befugniss des anderen Arztes, seine abweichende Ansicht zu Protokoll zu geben.

§. 2.

Der Physikus (Gerichtsarzt) und der Gerichts- (Kreis-) Wundarzt sind nur in den gesetzlichen Behinderungsfällen berechtigt, sich durch einen anderen Arzt vertreten zu lassen. Als Vertreter ist, wenn möglich, ein pro physicatu geprüfter Arzt zu wählen. *Stellvertretung.*

§. 3.

Obductionen dürfen in der Regel nicht vor Ablauf von 24 Stunden nach dem Tode vorgenommen werden. Die blosse Besichtigung einer Leiche kann früher geschehen. *Zeit der Obduction.*

§. 4.

Wegen vorhandener Fäulniss dürfen Obductionen in der Regel nicht unterlassen und von den gerichtlichen Aerzten nicht abgelehnt werden. Denn selbst bei einem hohen Grade der Fäulniss können Abnormitäten und Verletzungen der Knochen noch ermittelt, manche, die noch zweifelhaft gebliebene Identität der Leiche betreffende Momente, *Behandlung von Leichen, welche in Fäulniss übergegangen.*

z. B. Farbe und Beschaffenheit der Haare, Mangel von Gliedmassen u. s. w., festgestellt, eingedrungene fremde Körper aufgefunden, Schwangerschaften entdeckt und Vergiftungen noch nachgewiesen werden. Es haben deshalb auch die Aerzte, wenn es sich zur Ermittelung derartiger Momente um die Wiederausgrabung einer Leiche handelt, für dieselbe zu stimmen, ohne Rücksicht auf die seit dem Tode verstrichene Zeit.

§. 5.

Instrumente.

Die Gerichtsärzte haben dafür zu sorgen, dass zur Verrichtung der ihnen obliegenden Obductionen folgende Sections-Instrumente in guter Beschaffenheit zur Stelle sind:

4 bis 6 Skalpelle, davon 2 feinere mit gerader und 2 stärkere mit bauchiger Schneide,
1 Scheermesser,
2 starke Knorpelmesser,
2 Pincetten,
2 Doppelhaken,
2 Scheeren, eine stärkere, deren einer Arm stumpf, der andere spitzig ist, und eine feinere, deren einer Arm geknöpft, der andere spitzig ist,
1 Darmscheere,
1 Tubulus mit drehbarem Verschluss,
1 grobe und 2 feine Sonden,
1 Säge,
1 Meissel und 1 Schlägel,
1 Knochenscheere,
6 krumme Nadeln von verschiedener Grösse,
1 Tasterzirkel,
1 Meterstab mit Eintheilung in Centimeter und Millimeter,
1 Mensurir-Gefäss mit Eintheilung in 100, 50, 25 Cubik-Centimeter,
1 Waage mit Gewichtsstücken bis zu 10 Pfund,
1 gute Lupe,
blaues und rothes Reagenzpapier.

Die schneidenden Instrumente müssen vollständig scharf sein. Auch ist den Obducenten zu empfehlen, dass sie ein Mikroskop mit zwei Objectiven und mindestens 400maliger Vergrösserung, sowie mit den zum Präpariren erforderlichen Instrumenten, Gläsern und Reagentien in Bereitschaft halten.

§. 6.

Lokal und Beleuchtung

Behufs der Obduction ist für Beschaffung eines hinreichend geräumigen und hellen Lokals, angemessene Lagerung der Leiche und Entfernung störender Umgebungen möglichst zu sorgen. Obductionen bei künstlichem Licht sind, einzelne, keinen Aufschub gestattende Fälle ausgenommen, unzulässig. Eine solche Ausnahme ist im Protokoll (§. 27) unter Anführung der Gründe ausdrücklich zu erwähnen.

§. 7.

Ist die Leiche gefroren, so ist sie in ein geheiztes Lokal zu bringen und es ist mit der Obduction zu warten, bis die Leiche genügend aufgethaut ist. Die Anwendung von warmem Wasser oder von anderen warmen Gegenständen zur Beschleunigung des Aufthauens ist unzulässig.

Gefrorne Leichen.

§. 8.

Bei allen mit der Leiche vorzunehmenden Bewegungen, namentlich bei dem Transport derselben von einer Stelle zur anderen, ist thunlichst darauf zu achten, dass kein zu starker Druck auf einzelne Theile ausgeübt und dass die Horizontallage der grösseren Höhlen nicht erheblich verändert werde.

Transport der Leichen.

II. Verfahren bei der Obduction.

§. 9.

Beim Erheben der Leichenbefunde müssen die Obducenten überall den richterlichen Zweck der Leichenuntersuchung im Auge behalten und Alles, was diesem Zweck dient, mit Genauigkeit und Vollständigkeit untersuchen.

Richterlicher Zweck der Obduction.

Alle erheblichen Befunde müssen, bevor sie in das Protokoll aufgenommen, dem Richter von den Obducenten vorgezeigt werden.

§. 10.

Die Obducenten sind verpflichtet, in den Fällen, in denen ihnen dies erforderlich erscheint, den Richter rechtzeitig zu ersuchen, dass vor der Obduction der Ort, wo die Leiche gefunden worden, in Augenschein genommen, die Lage, in welcher sie gefunden, ermittelt und ihnen Gelegenheit gegeben werde, die Kleidungsstücke, welche der Verstorbene bei seinem Auffinden getragen, zu besichtigen.

Pflichten der Obducenten in Bezug auf die Ermittelung besonderer Umstände des Falles.

In der Regel wird es indess genügen, dass sie ein hierauf gerichtetes Ersuchen des Richters abwarten.

Sie sind verpflichtet, auch über andere, für die Obduction und das abzulegende Gutachten erhebliche, etwa schon ermittelte Umstände sich von dem Richter Aufschluss zu erbitten.

§. 11.

In allen Fällen, in denen es zur schnellen und sicheren Entscheidung eines zweifelhaften Befundes, z. B. zur Unterscheidung von Blut und von bloss gefärbten (hämatinhaltigen) Flüssigkeiten, erforderlich ist, eine mikroskopische Untersuchung vorzunehmen, ist diese sofort bei der Obduction zu veranstalten.

Mikroskopische Untersuchungen.

Wenn die äusseren Umstände dies unmöglich machen oder schwierige mikroskopische Untersuchungen, z. B. von Gewebstheilen der Leiche, nöthig sind, welche sich nicht sofort ausführen lassen, so sind die betreffenden Theile zurückzulegen, unter gerichtliche Obhut zu nehmen und so schnell als möglich einer nachträglichen Untersuchung zu unterwerfen.

In dem darüber zu erstattenden Berichte ist die Zeit, zu welcher diese nachträgliche Untersuchung vorgenommen wurde, genau anzugeben.

§. 12.

Obduction.

Die Obduction zerfällt in zwei Haupttheile:
A. Aeussere Besichtigung (Inspection),
B. Innere Besichtigung (Section).

§. 13.

Aeussere Besichtigung.

Bei der äusseren Besichtigung ist die äussere Beschaffenheit des Körpers im Allgemeinen und die seiner einzelnen Abschnitte zu untersuchen.

Demgemäss sind betreffend den Körper im Allgemeinen, soweit die Besichtigung solches ermöglicht, zu ermitteln und anzugeben:

1. Alter, Geschlecht, Grösse, Körperbau, allgemeiner Ernährungszustand, etwa vorhandene Krankheitsresiduen, z. B. sogenannte Fussgeschwüre, besondere Abnormitäten (z. B. Mäler, Narben, Tättowirungen, Ueberzahl oder Mangel an Gliedmaassen),

2. die Zeichen des Todes und die der etwa schon eingetretenen Verwesung.

Zu diesem Behuf müssen, nachdem etwaige Besudelungen der Leiche mit Blut, Koth, Schmutz und dergleichen durch Abwaschen beseitigt worden, ermittelt werden: die vorhandene oder nicht vorhandene Leichenstarre, die allgemeine Hautfarbe der Leiche, die Art und die Grade der etwaigen Färbungen und Verfärbungen einzelner Theile derselben durch die Verwesung, sowie die Farbe, Lage und Ausdehnung der Todtenflecke, welche einzuschneiden, genau zu untersuchen und zu beschreiben sind, um eine Verwechselung derselben mit Blutaustertungen zu vermeiden.

Betreffend die einzelnen Theile ist Folgendes festzustellen:

1. Bei Leichen unbekannter Personen die Farbe und sonstige Beschaffenheit der Haare (Kopf und Bart), sowie die Farbe der Augen,

2. Das etwaige Vorhandensein von fremden Gegenständen in den natürlichen Oeffnungen des Kopfes, die Beschaffenheit der Zahnreihen und die Beschaffenheit und Lage der Zunge.

3. Demnächst sind zu untersuchen der Hals, dann die Brust, der

Unterleib, die Rückenfläche, der After, die äusseren Geschlechtstheile und endlich die Glieder.

Findet sich an irgend einem Theile eine Verletzung, so ist ihre Gestalt, ihre Lage und Richtung mit Beziehung auf feste Punkte des Körpers, ferner ihre Länge und Breite in Metermaass anzugeben. Das Sondiren von Trennungen des Zusammenhanges ist bei der äusseren Besichtigung in der Regel zu vermeiden, da sich die Tiefe derselben bei der inneren Besichtigung des Körpers und der verletzten Stellen ergiebt. Halten die Obducenten die Einführung der Sonde für erforderlich, so ist dieselbe mit Vorsicht zu bewirken und haben sie die Gründe für ihr Verfahren im Protokoll (§. 27.) besonders anzugeben.

Bei vorgefundenen Wunden ist ferner die Beschaffenheit ihrer Ränder und Umgebungen festzustellen und nach erfolgter Untersuchung und Beschreibung der Wunde in ihrem ursprünglichen Zustande dieselbe zu erweitern und die innere Beschaffenheit ihrer Ränder und ihres Grundes zu prüfen.

Bei Verletzungen und Beschädigungen der Leiche, die unzweifelhaft einen nicht mit dem Tode in Zusammenhang stehenden Ursprung haben, z. B. bei Merkmalen von Rettungsversuchen, Zernagungen von Thieren und dergleichen, genügt eine summarische Beschreibung dieser Befunde.

§. 14.

Behufs der **inneren Besichtigung** sind die drei Haupthöhlen des Körpers: **Kopf-, Brust- und Bauchhöhle** zu öffnen. *Innere Besichtigung.*

In allen Fällen, in welchen von der Oeffnung der **Wirbelsäule** oder einzelner **Gelenkhöhlen** irgend erhebliche Befunde erwartet werden können, ist dieselbe nicht zu unterlassen. *Allgemeine Bestimmungen.*

Besteht ein bestimmter Verdacht in Bezug auf die Ursache des Todes, so ist mit derjenigen Höhle zu beginnen, in welcher sich die hauptsächlichen Veränderungen vermuthen lassen; andernfalls ist zuerst die Kopf-, dann die Brust- und zuletzt die Bauchhöhle zu öffnen*).

In jeder der genannten Höhlen sind zuerst die Lage der in ihr befindlichen Organe, sodann die Farbe und Beschaffenheit der Oberflächen, ferner ein etwa vorhandener ungehöriger Inhalt, namentlich fremde Körper, Gas, Flüssigkeiten oder Gerinnsel, und zwar in den letzteren beiden Fällen nach Maass, beziehungsweise Gewicht, zu bestimmen, und endlich ist jedes einzelne Organ äusserlich und innerlich zu untersuchen.

§. 15.

Die Oeffnung der **Kopfhöhle** geschieht, wenn nicht etwa Verletzungen, die soviel als möglich mit dem Messer umgangen werden *Kopfhöhle.*

---

*) Wegen der Neugebornen s. §§. 23—34.

müssen, ein anderes Verfahren gebieten, mittelst eines von einem Ohr zum andern mitten über den Scheitel hin geführten Schnittes, worauf zunächst die weichen Kopfbedeckungen nach vorn und hinten abgezogen werden.

Nachdem alsdann die Beschaffenheit der Weichtheile und die Oberfläche der knöchernen Schädeldecke geprüft worden, wird letztere durch einen Sägen-Kreisschnitt getrennt, abgenommen und sowohl die Schnittfläche und die Innenfläche, als auch die sonstige Beschaffenheit des Schädeldaches festgestellt.

Hierauf wird die äussere Oberfläche der harten Hirnhaut untersucht, der obere lange Blutleiter geöffnet und sein Inhalt bestimmt, sodann die harte Hirnhaut zuerst auf einer Seite getrennt, zurückgeschlagen und sowohl die innere Oberfläche derselben, als auch die Beschaffenheit der vorliegenden Abschnitte der weichen Hirnhaut untersucht.

Nachdem dasselbe auch auf der anderen Seite geschehen ist, wird das Gehirn kunstgerecht herausgenommen, wobei sofort auf die Anwesenheit eines ungehörigen Inhalts am Schädelgrunde zu achten und die Beschaffenheit sowohl der harten als auch der weichen Hirnhaut am Grunde und an den Seitentheilen zu ermitteln, auch das Verhalten der grösseren Arterien festzustellen ist.

Nachdem auch die queren und, falls ein Grund dazu vorliegt, die übrigen Blutleiter geöffnet sind und ihr Inhalt bestimmt worden ist, wird die Grösse und Gestalt des Gehirns ermittelt und endlich durch eine Reihe geordneter Schnitte die Untersuchung der einzelnen Hirntheile, namentlich der Grosshirnhemisphären, der grossen Ganglien (Seh- und Streifenhügel), der Vierhügel, des Kleinhirns, des Gehirnknotens und des verlängerten Markes vorgenommen, wobei namentlich die Farbe, die Füllung der Gefässe, die Consistenz und die Structur festzustellen sind.

Ausserdem ist stets der Zustand des Gewebes und der Gefässe an der oberen Gefässplatte (Velum chorioides) zu ermitteln.

Die Ausdehnung und der Inhalt der einzelnen Hirnhöhlen, sowie die Beschaffenheit und Gefässfülle der verschiedenen Adergeflechte sind bei den einzelnen Abschnitten besonders in's Auge zu fassen, auch das Vorhandensein etwaiger Blutgerinnsel ausserhalb der Gefässe zu ermitteln.

Den Schluss macht die Untersuchung der Knochen des Grundes und der Seitentheile des Schädels, welcher stets eine Entfernung der harten Hirnhaut voraufgehen muss.

§. 16.

Gesicht, Ohr-
speichel-
drüse und
Gehörorgan.

Wo es nöthig wird, die Oeffnung der inneren Theile des Gesichts, die Untersuchung der Ohrspeicheldrüse oder des Gehörorgans vorzunehmen, da ist in der Regel der über den Kopf geführte Schnitt hinter dem Ohre bis zum Halse zu verlängern und von hier aus die Haut nach vorne hin abzupräpariren, um dieselbe zu schonen.

Bei diesen Untersuchungen ist stets besondere Aufmerksamkeit auf den Zustand der grösseren Arterien und Venen zu richten.

§. 17.

Die Oeffnung der Wirbelsäule (§. 14. Abs. 2) erfolgt in der Regel von der Rückenseite her. Es wird zunächst die Haut und das Unterhautfett gerade über den Dornfortsätzen durchschnitten; sodann wird zu den Seiten der letzteren und der Bogenstücke die Musculatur abpräparirt. Dabei ist auf Blutaustretungen, Zerreissungen und sonstige Veränderungen, namentlich auf Brüche der Knochen, sorgfältig zu achten.

Wirbelsäule und Rückenmark.

Sodann wird mittelst des Meissels, oder wo eine solche vorhanden ist, mit einer Wirbelsäge (Rhachitom) der Länge nach aus allen Wirbeln der Dornfortsatz mit dem nächstanstossenden Theile des Bogenstücks abgetrennt und herausgenommen. Nachdem die äussere Fläche der nun vorliegenden harten Haut geprüft ist, wird letztere durch einen Längsschnitt vorsichtig geöffnet und dabei sofort ein etwaiger ungehöriger Inhalt, namentlich Flüssigkeit oder ausgetretenes Blut, festgestellt; auch Farbe, Aussehen und sonstige Beschaffenheit des hinteren Abschnittes der weichen Haut und durch sanftes Herübergleiten des Fingers über das Rückenmark der Grad des Widerstandes desselben ermittelt.

Nächstdem werden jederseits durch einen Längsschnitt die Nervenwurzeln durchschnitten, das Rückenmark an seinem unteren Ende vorsichtig mit der Hand herausgehoben, auch die vorderen Verbindungen nach und nach getrennt und endlich das obere Ende aus dem grossen Hinterhauptsloche hervorgezogen.

Bei allen diesen Thätigkeiten ist besonders darauf zu achten, dass das Rückenmark weder gedrückt, noch geknickt wird. Ist es herausgenommen, so wird zunächst die Beschaffenheit der weichen Haut an der Vorderseite geprüft, nächstdem die Grösse und Farbe des Rückenmarkes nach der äusseren Erscheinung angegeben und endlich durch eine grössere Reihe von Querschnitten, die mit einem ganz scharfen und dünnen Messer zu führen sind, die innere Beschaffenheit des Rückenmarkes, und zwar sowohl der weissen Stränge, als der grauen Substanz, dargelegt. Schliesslich wird die harte Haut von den Wirbelkörpern entfernt, und nachgesehen, ob hier Blutergüsse oder Verletzungen oder Veränderungen der Knochen oder der Zwischenwirbelscheiden aufzufinden sind.

§. 18.

Die Oeffnung des Halses, der Brust- und Bauchhöhle wird in der Regel eingeleitet durch einen einzigen, langen, vom Kinn bis zur

Hals, Brust- und Bauchhöhle.

Schambeinfuge, und zwar links vom Nabel, geführten Schnitt. In den
gewöhnlichen Fällen ist derselbe am Unterleibe sogleich bis in die
Bauchhöhle zu führen, so jedoch, dass jede Verletzung der Organe derselben vermieden wird. Dies geschieht am besten in der Art, dass
zuerst nur ein ganz kleiner Einschnitt in das Bauchfell gemacht wird.
Bei dem Einschneiden ist darauf zu achten, ob Gas oder Flüssigkeit
austritt. Es wird dann zuerst ein, sodann noch ein Finger eingeführt,
vermittelst derselben die Bauchdecke von den Eingeweiden abgezogen
und zwischen beiden Fingern der weitere Schnitt durch das Bauchfell geführt.

Dabei ist sofort die Lage, die Farbe und das sonstige Aussehen
der vorliegenden Eingeweide, sowie ein etwa vorhandener ungehöriger
Inhalt anzugeben, auch durch Zufühlen mit der Hand der Stand des
Zwerchfelles zu bestimmen.

Die Untersuchung der Organe der Bauchhöhle wird nur in dem
Falle sofort angeschlossen, wo eine besondere Vermuthung besteht, es
sei die Todesursache in der Bauchhöhle wirksam gewesen (§. 14.). Für
gewöhnlich hat die Untersuchung der Brusthöhle der weiteren Erforschung der Bauchhöhle voraufzugehen.

§. 19.

Für die Oeffnung der Brusthöhle ist es erforderlich, dass zunächst die Weichtheile der Brust bis über die Ansatzstellen der Rippenknorpel an die Rippen hinaus abpräparirt werden.

Nächstdem werden die Rippenknorpel, und zwar um wenige Millimeter nach innen von ihren Ansatzstellen an die Rippen, mit einem
starken Messer durchschnitten. Dasselbe ist so zu führen, dass das Ein-
dringen der Spitze in die Lunge oder das Herz vermieden wird.

Bei Verknöcherung der Knorpel ist es vorzuziehen, die Rippen
selbst etwas nach aussen von den Ansatzstellen der Knorpel mit einer
Säge oder Knochenscheere zu trennen.

Sodann wird jederseits das Schlüsselbeingelenk vom Handgriffe
des Brustbeins durch halbmondförmig geführte verticale Schnitte getrennt, und die Verbindung der ersten Rippe, sei es im Knorpel, sei es
in der Verknöcherung, mit Messer oder Knochenscheere gelöst, wobei
die grösste Vorsicht zur Vermeidung einer Verletzung der dicht darunter
gelegenen Gefässe anzuwenden ist. Alsdann wird das Zwerchfell, soweit
es zwischen den Endpunkten der genannten Schnittlinien angeheftet
ist, dicht an den falschen Knorpeln und dem Schwertfortsatz abgetrennt, das Brustbein nach aufwärts geschlagen und das Mittelfell mit
sorgsamer Vermeidung jeder Verletzung des Herzbeutels und der grossen
Gefässe durchschnitten.

Nachdem das Brustbein entfernt ist, wird zunächt der Zustand
der Brustfellsäcke, namentlich ein etwaiger ungehöriger Inhalt derselben

nach Maass und Beschaffenheit, sowie der Ausdehnungszustand und das Aussehen der vorliegenden Lungentheile festgestellt. Hat bei der Entfernung des Brustbeins eine Verletzung von Gefässen stattgefunden, so ist sofort eine Unterbindung oder wenigstens ein Abschluss derselben durch einen Schwamm vorzunehmen, damit das ausfliessende Blut nicht in die Brustfellsäcke trete und später das Urtheil störe. Die Zustände des Mittelfelles, insbesondere das Verhalten der darin vorhandenen Brust- oder Thymusdrüse, sowie die äussere Beschaffenheit der grossen, ausserhalb des Herzbeutels gelegenen Gefässe, welche jedoch noch nicht zu öffnen 'sind, werden schon hier festgestellt.

Nächstdem wird der Herzbeutel geöffnet und untersucht und das Herz selbst geprüft. Bei letzterem ist Grösse, Füllung der Kranzgefässe und der einzelnen Abschnitte (Vorhöfe und Kammern), Farbe und Consistenz (Leichenstarre) zu bestimmen, bevor irgend ein Schnitt in das Herz gemacht oder gar dasselbe aus dem Körper entfernt ist. Sodann ist, während das Herz noch in seinem natürlichen Zusammenhange sich befindet, jede Kammer und jeder Vorhof einzeln zu öffnen und der Inhalt jedes einzelnen Abschnittes nach Menge, Gerinnungszustand und Aussehen zu bestimmen, auch die Weite der Atrioventricularklappen durch Einführung zweier Finger vom Vorhof aus zu erproben. Alsdann wird das Herz herausgeschnitten, der Zustand der arteriellen Mündungen zuerst durch Eingiessen von Wasser, sodann durch Aufschneiden geprüft und endlich die Beschaffenheit des Herzfleisches nach Farbe und Aussehen genauer festgestellt. Entsteht die Vermuthung, dass Veränderungen des Muskelgewebes, z. B. Fettentartung desselben in grösserer Ausdehnung, vorhanden seien, so ist jedesmal eine mikroskopische Untersuchung zu veranstalten.

An die Untersuchung des Herzens schliesst sich die der grösseren Gefässe, mit einziger Ausnahme der absteigenden Aorta, welche erst nach den Lungen zu prüfen ist.

Die genauere Untersuchung der Lungen setzt die Herausnahme derselben aus der Brusthöhle voraus. Dabei ist jedoch mit grosser Vorsicht zu verfahren, und jede Zerreissung oder Zerdrückung des Gewebes zu vermeiden. Sind ausgedehntere, namentlich ältere Verwachsungen vorhanden, so sind dieselben nicht zu trennen, sondern es ist an dieser Stelle das Rippenbrustfell mit zu entfernen. Nachdem die Lungen herausgenommen sind, wird noch einmal sorgsam ihre Oberfläche betrachtet, um namentlich frischere Veränderungen, z. B. die Anfänge entzündlicher Ausschwitzung, nicht zu übersehen; sodann werden Luftgehalt, Farbe und Consistenz der einzelnen Lungenabschnitte angegeben; endlich grosse glatte Einschnitte gemacht und die Beschaffenheit der Schnittflächen, der Luft-, Blut- und Flüssigkeitsgehalt, der etwaige feste Inhalt der Lungenbläschen, der Zustand der Bronchien und Lungenarterien, letzterer namentlich mit Rücksicht auf eingetretene Verstopfungen u. s. w. festgestellt. Zu diesem Zwecke sind die Luftwege und die grösseren Lungengefässe mit der Scheere aufzuschneiden und in ihren feineren Verästelungen zu verfolgen.

Wo der Verdacht vorlag, dass fremde Massen in die Luftwege hineingelangt sind, und wo Stoffe in den Luftwegen gefunden werden, deren Natur durch die groben Merkmale derselben nicht sicher angezeigt wird, da ist eine mikroskopische Untersuchung zu veranstalten.

§. 20.

Hals. Die Untersuchung des Halses kann je nach der Eigenthümlichkeit des Falles vor oder nach der Oeffnung der Brust oder der Herausnahme der Lungen veranstaltet werden. Auch ist es den Obducenten anheim gegeben, die Untersuchung des Kehlkopfes und der Luftröhre von derjenigen der übrigen Theile zu trennen, wenn derselben eine besondere Wichtigkeit beizulegen ist, wie es z. B. bei Ertrunkenen oder Erhängten der Fall ist.

In der Regel empfiehlt es sich, zunächst die grossen Gefässe und die Nervenstämme zu untersuchen, nächstdem den Kehlkopf und die Luftröhre durch einen Schnitt von vornher zu öffnen und den Inhalt derselben zu prüfen. Wo letzterer Betrachtung ein grösserer Werth beizulegen ist, da ist dieselbe vor Herausnahme der Lungen anzustellen und dabei zugleich ein vorsichtiger Druck auf die Lungen auszuüben, um zu sehen, ob und welche Flüssigkeiten u. s. w. dabei in die Luftröhre aufsteigen.

Es wird alsdann der Kehlkopf im Zusammenhange mit der Zunge, dem Gaumensegel, dem Schlunde und der Speiseröhre herausgenommen, die einzelnen Theile werden vollständig aufgeschnitten und ihre Zustände, namentlich auch die der zugehörigen Schleimhäute, festgestellt. Es sind dabei die Schilddrüse, die Mandeln, die Speicheldrüsen und die Lymphdrüsen des Halses zu beachten.

Wo Verletzungen des Kehlkopfes oder der Luftröhre stattgefunden haben oder wichtige Veränderungen derselben vermuthet werden, da ist jedesmal die Oeffnung der Luftwege erst nach der Herausnahme derselben und zwar von der hinteren Seite her vorzunehmen.

Wo bei Erhängten oder bei Verdacht des Erwürgungstodes eine Oeffnung der Carotiden vorgenommen wird, um zu ermitteln, ob die inneren Häute derselben verletzt sind oder nicht, da ist diese Untersuchung zu veranstalten, während die Gefässe sich noch in ihrer natürlichen Lage befinden.

Schliesslich ist der Zustand der Halswirbelsäule und der tiefen Muskulatur zu berücksichtigen.

§. 21.

Bauchhöhle. Die weiter erforderliche Untersuchung der Bauchhöhle und ihrer Organe (§. 18) geschieht stets in einer solchen Reihenfolge, dass durch die Herausnahme des einen Organs die genauere Erforschung seiner Verbindungen mit einem andern nicht beeinträchtigt wird. So hat die Untersuchung des Zwölffingerdarmes und des Gallenganges der Herausnahme der Leber voranzugehen. In der Regel empfiehlt sich folgende Reihenfolge: 1. Netz, 2. Milz, 3. Nieren und Nebennieren, 4. Harnblase, 5. Geschlechtstheile (beim Mann Vorsteherdrüse und Samenbläschen, Hoden, Ruthe mit der Harnröhre; beim Weibe Eierstöcke, Trompeten, Gebärmutter und Scheide), 6. Mastdarm, 7. Zwölffingerdarm und Magen, 8. Gallengang, 9. Leber, 10. Bauchspeicheldrüse, 11. Gekröse, 12. Dünndarm, 13. Dickdarm, 14. die grossen Blutgefässe vor der Wirbelsäule, deren Blutgehalt zu prüfen und festzustellen ist.

Die Milz wird jedesmal in Bezug auf Länge, Breite und Dicke und zwar in liegender Stellung (nicht in der Hand) und ohne dass der Maassstab angedrückt wird, gemessen, sodann der Länge nach und, falls sich veränderte Stellen zeigen, in mehreren Richtungen durchschnitten. Jedesmal ist eine Beschreibung ihres Blutgehaltes zu geben. *Milz.*

Jede der beiden Nieren wird in der Art herausgenommen, dass ein vertikaler Längsschnitt durch das Bauchfell nach aussen hinter dem auf- oder absteigenden Dickdarm gemacht, letzterer zurückgeschoben und die Niere ausgelöst wird. Alsdann wird zunächst durch einen über den convexen Rand geführten Längsschnitt die Capsel eingeschnitten und langsam abgezogen, die freigelegte Oberfläche der Niere in Bezug auf Grösse, Gestalt, Farbe, Blutgehalt, etwaige krankhafte Zustände beschrieben. Dann wird ein Längsschnitt durch die ganze Niere bis zum Becken derselben geführt, die Schnittfläche in Wasser abgespült und beschrieben, wobei Mark- und Rindensubstanz, Gefässe und Parenchym zu unterscheiden sind. *Nieren.*

Die Beckenorgane (Harnblase, Mastdarm und die damit im Zusammenhange stehenden Geschlechtsapparate) werden, nachdem die Harnblase in ihrer natürlichen Lage geöffnet und ihr Inhalt bestimmt worden ist, am besten im Zusammenhange herausgeschnitten und dann erst der weiteren Untersuchung unterzogen, bei welcher der Geschlechtsapparat zuletzt zur Betrachtung und Oeffnung gelangt. Dabei hat die Oeffnung der Scheide derjenigen der Gebärmutter vorherzugehen. Bei Wöchnerinnen ist den venösen und lymphatischen Gefässen sowohl an der inneren Oberfläche der Gebärmutter, als auch in der Wand und in den Anhängen besondere Aufmerksamkeit zu schenken, namentlich die Weite und der Inhalt derselben festzustellen. *Becken-organe.*

Magen und Zwölffingerdarm werden, nachdem ihr Zustand äusserlich ermittelt worden ist, in ihrer natürlichen Lage, und zwar der Zwölffingerdarm an seiner vorderen Seite, der Magen an der grossen Krümmung mit einer Scheere aufgeschnitten und erst nach genauer Prüfung ihres Inhalts, sowie der Durchgängigkeit und des etwaigen *Magen und Zwölffinger-darm.*

Leber.　Inhalts der Mündung des Gallenganges, Behufs weiterer Prüfung herausgeschnitten.

Die Leber wird zuerst äusserlich in ihrer natürlichen Lage beschrieben und, nachdem gegebenen Falls die Untersuchung ihrer Ausführungsgänge stattgefunden, herausgeschnitten. Durch lange, quer durch das Organ gelegte glatte Schnitte wird der Blutgehalt und das Verhalten des Parenchyms festgestellt. Bei der Beschreibung ist stets eine kurze Mittheilung über das allgemeine Verhalten der Leberläppchen, namentlich über das Verhalten der inneren und äusseren Abschnitte derselben, zu geben.

Dünn- und Dickdarm.　Der Dünn- und Dickdarm werden, nachdem ihre einzelnen Abschnitte äusserlich in Bezug auf Ausdehnung, Farbe und sonstiges Aussehen geprüft worden sind, im Zusammenhange und zwar in der Weise herausgenommen, dass mit einem Messer das Gekröse ganz dicht am Darm abgeschnitten wird. Nach der Herausnahme wird der Darm mit einer Scheere an derjenigen Seite, wo sich das Gekröse ansetzt, aufgeschlitzt. Schon während des Aufschlitzens wird der Inhalt der einzelnen Abschnitte betrachtet und bestimmt. Sodann wird das Ganze gereinigt und der Zustand der einzelnen Abschnitte und zwar im Dünndarm mit besonderer Rücksicht auf die Peyer'schen Drüsenhaufen, die Solitärfollikel, die Zotten und Falten bestimmt.

Mindestens in jedem Fall von Bauchfellentzündung ist der Wurmfortsatz genau zu untersuchen.

§. 22.

Vergiftungsfälle.　Bei Verdacht einer Vergiftung beginnt die innere Besichtigung mit der Bauchhöhle. Es ist dabei vor jedem weiteren Eingriff das äussere Aussehen der oberen Baucheingeweide, ihre Lage und Ausdehnung, die Füllung ihrer Gefässe und der etwaige Geruch zu ermitteln.

In Bezug auf die Gefässe ist hier, wie an anderen wichtigen Organen, stets festzustellen, ob es sich um Arterien oder Venen handelt, ob auch die kleineren Verzweigungen oder nur Stämme und Stämmchen bis zu einer gewissen Grösse gefüllt sind, und ob die Ausdehnung der Gefässlichtung eine beträchtliche ist oder nicht.

Alsdann werden um den untersten Theil der Speiseröhre dicht über dem Magenmunde, sowie um den Zwölffingerdarm unterhalb der Einmündung des Gallenganges doppelte Ligaturen gelegt und beide Organe zwischen denselben durchschnitten. Hierauf wird der Magen mit dem Zwölffingerdarm im Zusammenhange herausgeschnitten, wobei jede Verletzung derselben sorgfältig zu vermeiden ist. Die Oeffnung geschieht in der im §. 21 angegebenen Weise.

Es wird sofort der Inhalt nach Menge, Consistenz, Farbe, Zusammensetzung, Reaktion und Geruch bestimmt und in ein reines Gefäss von Porzellan oder Glas gethan.

Sodann wird die Schleimhaut abgespült und ihre Dicke, Farbe, Oberfläche, Zusammenhang untersucht, wobei sowohl dem Zustande der Blutgefässe, als auch dem Gefüge der Schleimhaut besondere Aufmerksamkeit zuzuwenden und jeder Hauptabschnitt für sich zu behandeln ist. Ganz besonders ist festzustellen, ob das vorhandene Blut innerhalb von Gefässen enthalten oder aus den Gefässen ausgetreten ist, ob es frisch oder durch Fäulniss oder Erweichung (Gährung) verändert und in diesem Zustande in benachbarte Gewebe eingedrungen (imbibirt) ist. Ist es ausgetreten, so ist festzustellen, wo es liegt, ob auf der Oberfläche oder im Gewebe, ob es geronnen ist oder nicht u. s. w.

Endlich ist besondere Sorgfalt zu verwenden auf die Untersuchung des Zusammenhanges der Oberfläche, namentlich darauf, ob Substanzverluste, Abschürfungen (Erosionen), Geschwüre vorhanden sind. Die Frage, ob gewisse Veränderungen möglicherweise durch den natürlichen Gang der Zersetzung nach dem Tode, namentlich unter Einwirkung gährenden Mageninhalts, zu Stande gekommen sind, ist stets im Auge zu behalten.

Nach Beendigung dieser Untersuchung werden der Magen und der Zwölffingerdarm in dasselbe Gefäss mit dem Mageninhalt (s. oben) gethan und dem Richter zur weiteren Veranlassung übergeben. In dasselbe Gefäss ist auch später die Speiseröhre, nachdem sie nahe am Halse unterbunden und über der Ligatur durchschnitten worden, nach vorgängiger anatomischer Untersuchung, sowie in dem Falle, dass wenig Mageninhalt vorhanden ist, der Inhalt des Leerdarms zu bringen.

Endlich sind auch andere Substanzen und Organtheile, wie Blut, Harn, Stücke der Leber, der Nieren u. s. w. aus der Leiche zu entnehmen und dem Richter abgesondert zur weiteren Veranlassung zu übergeben. Der Harn ist für sich in einem Gefässe zu bewahren, Blut nur in dem Falle, dass von einer spektralanalytischen Untersuchung ein besonderer Aufschluss erwartet werden kann. Alle übrigen Theile sind zusammen in ein Gefäss zu bringen.

Jedes dieser Gefässe wird verschlossen, versiegelt und bezeichnet.

Ergiebt die Betrachtung mit blossem Auge, dass die Magenschleimhaut durch besondere Trübung und Schwellung ausgezeichnet ist, so ist jedesmal und zwar möglichst bald eine mikroskopische Untersuchung der Schleimhaut, namentlich mit Bezug auf das Verhalten der Labdrüsen, zu veranstalten.

Auch in den Fällen, wo sich im Mageninhalt verdächtige Körper, z. B. Bestandtheile von Blättern oder sonstige Pflanzentheile, Ueberreste von thierischer Nahrung, finden, sind dieselben einer mikroskopischen Untersuchung zu unterwerfen.

Bei Verdacht einer Trichinenvergiftung hat sich die mikroskopische Untersuchung zunächst mit dem Inhalt des Magens und des oberen Dünndarms zu beschäftigen, jedoch ist zugleich ein Theil der Mus-

kulatur (Zwerchfell, Hals und Brustmuskeln) zur weiteren Prüfung
zurückzulegen.

§. 23.

Neugeborne.
Ermittelung
der Reife und
der Ent-
wickelungs-
zeit.

Bei den Obduktionen Neugeborener sind ausser den oben angeführten allgemeinen Vorschriften noch folgende besondere Punkte zu
beachten:

Es müssen erstens die Zeichen ermittelt werden, aus welchen auf
die Reife und die Entwickelungszeit des Kindes geschlossen werden kann.
Dahin gehören: Länge und Gewicht des Kindes, Beschaffenheit
der allgemeinen Bedeckungen und der Nabelschnur, Länge und Beschaffenheit der Kopfhaare, Grösse der Fontanellen, Längen-, Quer- und
Diagonal-Durchmesser des Kopfes, Beschaffenheit der Augen (Pupillarmembran), der Nasen- und Ohrknorpel, Länge und Beschaffenheit der
Nägel, Querdurchmesser der Schultern und Hüften, bei Knaben die Beschaffenheit des Hodensacks und die Lage der Hoden, bei Mädchen die
Beschaffenheit der äusseren Geschlechtstheile.

Endlich ist noch zu ermitteln, ob und in welcher Ausdehnung in
der unteren Epiphyse des Oberschenkels ein Knochenkern vorhanden
ist. Zu diesem Behuf wird das Kniegelenk durch einen unterhalb der
Kniescheibe verlaufenden Querschnitt geöffnet, die Extremität im Ge-
lenke stark gebeugt und die Kniescheibe entfernt. Alsdann werden
dünne Knorpelschichten so lange abgetragen, bis man auf den grössten
Quer-Durchmesser des etwa vorhandenen Knochenkerns gelangt, welcher nach Millimetern zu messen ist.

Ergiebt sich aus der Beschaffenheit der Frucht, dass dieselbe vor
Vollendung der dreissigsten Woche geboren ist, so kann von der Ob-
duction Abstand genommen werden, wenn dieselbe nicht von dem
Richter ausdrücklich gefordert wird.

§. 24.

Ermittelung
stattgehabter
Athmung.

Ist anzunehmen, dass das Kind nach der dreissigsten Woche geboren worden, so muss zweitens untersucht werden, ob es in oder nach
der Geburt geathmet hat. Es ist deshalb die Athemprobe anzustellen
und zu diesem Zweck in nachstehender Reihenfolge vorzugehen:

a) Schon nach Oeffnung der Bauchhöhle ist der Stand des Zwerchfells in Bezug auf die entsprechende Rippe zu ermitteln, weshalb bei Neugebornen überall die Bauchhöhle zuerst und für
sich, und dann erst die Brust- und Kopfhöhle zu öffnen sind *).

b) Vor Oeffnung der Brusthöhle ist die Luftröhre oberhalb des
Brustbeins einfach zu unterbinden.

---

*) Jedoch soll keineswegs die Section der Organe der Bauchhöhle vor der Oeffnung
und Untersuchung der Brusthöhle veranstaltet werden.

c) Demnächst ist die Brusthöhle zu öffnen und die Ausdehnung und die von derselben abhängige Lage der Lungen (letztere namentlich in Beziehung zum Herzbeutel), sowie die Farbe und Consistenz der Lungen zu ermitteln.

d) Der Herzbeutel ist zu öffnen und sowohl sein Zustand als die äussere Beschaffenheit des Herzens festzustellen.

e) Die einzelnen Abschnitte des Herzens sind zu öffnen, ihr Inhalt ist zu bestimmen und ihr sonstiger Zustand festzustellen.

f) Der Kehlkopf und der Theil der Luftröhre oberhalb der Ligatur ist durch einen Längsschnitt zu öffnen und sein etwaiger Inhalt, sowie die Beschaffenheit seiner Wandungen festzustellen.

g) Die Luftröhre ist oberhalb der Ligatur zu durchschneiden und in Verbindung mit den gesammten Brustorganen herauszunehmen.

h) Nach Beseitigung der Thymusdrüse und des Herzens ist die Lunge in einem geräumigen, mit reinem, kaltem Waeser gefüllten Gefäss auf ihre Schwimmfähigkeit zu prüfen.

i) Der untere Theil der Luftröhre und ihre Verzweigungen sind zu öffnen und namentlich in Bezug auf ihren Inhalt zu untersuchen.

k) In beide Lungen sind Einschnitte zu machen, wobei auf etwa wahrzunehmendes knisterndes Geräusch, sowie auf Menge und Beschaffenheit des bei gelindem Druck auf diese Schnittflächen hervorquellenden Blutes zu achten ist.

l) Die Lungen sind auch unterhalb des Wasserspiegels einzuschneiden, um zu beobachten, ob Luftbläschen 'aus den Schnittflächen emporsteigen.

m) Beide Lungen sind zunächst in ihre einzelnen Lappen, sodann noch in einzelne Stückchen zu zerschneiden und alle insgesammt auf ihre Schwimmfähigkeit zu prüfen.

n) Der Schlund ist zu öffnen und sein Zustand festzustellen.

Endlich ist

o) falls sich der Verdacht ergiebt, dass die Lunge wegen Anfüllung ihrer Räume mit krankhaften (Hepatisation) oder fremden (Kindsschleim, Kindspech) Stoffen Luft aufzunehmen nicht im Stande war, eine mikroskopische Untersuchung derselben vorzunehmen.

§. 25.

Schliesslich wird den Obducenten zur Pflicht gemacht, auch alle in dem Regulativ nicht namentlich aufgeführten Organe, falls sie an denselben Verletzungen oder sonstige Regelwidrigkeiten finden, zu untersuchen.

Sonstige Untersuchungen.

§. 26.

Schliessung
der geöffne-
ten Leiche.

Der Gerichts- (Kreis-) Wundarzt, beziehungsweise der zugezogene zweite Arzt, hat die Verpflichtung, nach beendeter Obduction und nach der so weit als möglich erfolgten Beseitigung der Abgänge, die kunstgerechte Schliessung der geöffneten Körperhöhlen zu bewirken.

III. Abfassung des Obductions-Protocolls und des Obductions-Berichts.

§. 27.

Aufnahme
des
Obductions-
Protocolls.

Ueber alles die Obduction Betreffende wird an Ort und Stelle von dem Richter ein Protokoll aufgenommen (Obductions-Protokoll).

Der Physikus (Gerichtsarzt) hat dafür zu sorgen, dass der technische Befund in allen seinen Theilen, wie er von den Obducenten festgestellt worden, wörtlich in das Protokoll aufgenommen werde.

Der Richter ist zu ersuchen, dies so geschehen zu lassen, dass die Beschreibung und der Befund jedes einzelnen Organes aufgezeichnet ist, bevor zur Untersuchung eines folgenden geschritten wird.

§. 28.

Einrichtung
und Fassung
des
Protokolls.

Der den technischen Befund ergebende Theil des Obductions-Protokolls muss von dem Physikus (Gerichtsarzt) deutlich, bestimmt und auch dem Nichtarzt verständlich angegeben werden. Zu letzterem Zweck sind namentlich bei der Bezeichnung der einzelnen Befunde fremde Kunstausdrücke, so weit es unbeschadet der Deutlichkeit möglich ist, zu vermeiden.

Die beiden Hauptabtheilungen — die äussere und innere Besichtigung — sind mit grossen Buchstaben (A und B), die Abschnitte über die Oeffnungen der Höhlen in der Reihenfolge, in welcher dieselben stattgefunden, mit römischen Zahlen (I., II.), die der Brust- und Bauchhöhle aber unter Einer Nummer zu bezeichnen. In dem Abschnitt, welcher die Brust- und Bauchhöhle umfasst, sind zunächst die allgemeinen, in dem letzten Absatz des §. 18 erwähnten Befunde, sodann unter a und b die Befunde an den Organen der Brusthöhle, beziehungsweise an denen der Bauchhöhle darzulegen.

Das Ergebniss der Untersuchung jedes einzelnen Theiles ist unter eine besondere, mit arabischen Zahlen zu bezeichnende Rubrik zu bringen. Die Zahlen laufen von Anfang bis zum Schluss des Protokolls fort.

Die Befunde müssen überall in genauen Angaben des thatsächlich Beobachteten, nicht in der Form von blossen Urtheilen (z. B. „entzündet", „brandig", gesund", „normal", „Wunde", „Geschwür" und dergleichen) zu Protokoll gegeben werden. Jedoch steht es den Obducenten frei, falls es ihnen zur Deutlichkeit nothwendig erscheint, der betreffenden Angabe des thatsächlich Beobachteten derartige Bezeichnungen in Klammern beizufügen.

In jedem Fall muss eine Angabe über den Blutgehalt jedes einzelnen wichtigen Theils und zwar auch hier eine kurze Beschreibung und nicht bloss ein Urtheil (z. B. „stark", „mässig", „ziemlich", „sehr geröthet", „blutreich", „blutarm") gegeben werden. Bei der Beschreibung sind der Reihe nach die Grösse, die Gestalt, die Farbe und die Consistenz der betreffenden Theile anzugeben, bevor dieselben zerschnitten werden.

§. 29.

Am Schluss der Obduction haben die Obducenten ihr vorläufiges Gutachten über den Fall summarisch und ohne Angabe der Gründe zum Protokoll zu geben. Vorläufiges Gutachten.

Sind ihnen aus den Akten oder sonst besondere, den Fall betreffende Thatsachen bekannt, welche auf das abgegebene Gutachten Einfluss ausüben, so müssen auch diese kurz erwähnt werden.

Legt ihnen der Richter besondere Fragen vor, so ist in dem Protokoll ersichtlich zu machen, dass die Beantwortung auf Befragen des Richters erfolgte.

Auf jeden Fall ist das Gutachten zuerst auf die Todesursache, und zwar nach Maassgabe desjenigen, was sich aus dem objectiven Befunde ergiebt, nächstdem aber auf die Frage der verbrecherischen Veranlassung zu richten.

Ist die Todesursache nicht aufgefunden worden, so muss dies ausdrücklich angegeben werden. Niemals genügt es, zu sagen, der Tod sei aus innerer Ursache oder aus Krankheit erfolgt; es ist vielmehr die letztere anzugeben.

In Fällen, wo weitere technische Untersuchungen nöthig sind, oder wo zweifelhafte Verhältnisse vorliegen, ist ein besonderes Gutachten mit Motiven ausdrücklich vorzubehalten.

§. 30.

Zeigen sich an der Leiche Verletzungen, welche muthmaasslich die Ursache des Todes gewesen, und ist der Verdacht vorhanden, dass ein vorgefundenes Werkzeug bei Zufügung der Verletzungen benutzt worden, so haben die Obducenten auf Erfordern des Richters beide zu vergleichen und sich darüber zu äussern, ob und welche Verletzungen mit dem Werkzeuge bewirkt werden konnten und ob und welche Schlüsse (aus der Lage und Beschaffenheit der Verletzung) auf die Art, wie der Thäter, und auf die Kraft, mit der er verfahren, zu ziehen seien. Zusätzliche Erklärungen über Werkzeuge.

Werden bestimmte Werkzeuge nicht vorgelegt, so haben sich die Obducenten, so weit dies dem Befunde nach möglich ist, über die Art

der Entstehung der Verletzungen, beziehungsweise über die Beschaffenheit der dabei in Anwendung gekommenen Werkzeuge zu äussern.

§. 31.

Obductions-
bericht.

Wird von den Obducenten ein Obductions-Bericht (motivirtes
Gutachten) erfordert, so ist dasselbe in folgender Form zu erstatten:

Es wird, unter Fernhaltung unnützer Formalien, mit einer ge-
drängten, aber genauen Geschichtserzählung des Falls, wenn und soweit
sie auf Grund einer Kenntnissnahme der einzusehenden Verhandlungen
möglich ist, unter Angabe der Aktenfolien begonnen. Sodann wird das
Obductions-Protokoll, jedoch nur soweit, als sein Inhalt für die Beurtheilung der Sache wesentlich ist, wörtlich und mit den Nummern des Protokolls, aufgenommen; dabei ist auf etwaige Abweichungen von demselben ausdrücklich aufmerksam zu machen.

Die Fassung des Obductions-Berichts muss bündig und deutlich
sein und die Begründung des Gutachtens so entwickelt werden, dass
sie auch für den Nichtarzt verständlich und überzeugend ist. Es haben
sich die Obducenten daher möglichst deutscher Ausdrücke und allgemein fasslicher Wendungen zu bedienen. Besondere Beziehungen auf
literarische Quellen sind in der Regel zu unterlassen.

Wenn den Obducenten für ihre Begutachtung richterlicherseits
bestimmte Fragen vorgelegt werden, so haben sie dieselben vollständig
und möglichst wörtlich zu beantworten oder die Gründe anzuführen,
aus welchen dies nicht möglich ist.

Der Obductionsbericht muss von beiden Obducenten unterschrieben
und wenn ein Physikus die Obduction mit vorgenommen hat, mit dessen
Amtssiegel versehen werden.

Jeder erforderte Obductionsbericht muss von den Obducenten spä-
testens innerhalb vier Wochen eingereicht werden.

Berlin, den 6. Januar 1875.

Königliche Wissenschaftliche Deputation für das Medicinal-Wesen.

Das vorstehende Regulativ wird hierdurch unter Aufhebung des
Regulativs vom 15. November 1858 genehmigt und die Beachtung desselben den betreffenden Medizinal-Personen zur Pflicht gemacht.

Berlin, den 13. Februar 1875.

Der Minister der geistlichen, Unterrichts- und Medizinal-Angelegenheiten.
Falk.